U0258834

Nursing Manual of Novel Coronavirus Pneumonia

新型冠状病毒肺炎
护理手册

主审　徐晓玲　/　主编　储爱琴

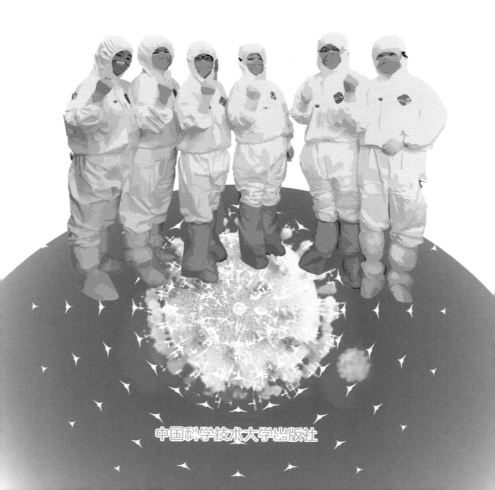

中国科学技术大学出版社

内 容 简 介

本书主要介绍与新型冠状病毒肺炎相关的流行现状、诊疗要点、护理应急管理、发热门诊及隔离病区建设、门急诊患者照护流程、住院患者照护措施以及职业防护。

本书图文并茂,内容丰富,理论与实践有机结合,注重临床的实用性和可操作性,可供相关临床护理人员、护理管理者参考。

图书在版编目(CIP)数据

新型冠状病毒肺炎护理手册/储爱琴主编. —合肥:中国科学技术大学出版社,2020.2
ISBN 978-7-312-04601-8

Ⅰ.新… Ⅱ.储… Ⅲ.日冕形病毒—病毒病—肺炎—护理—手册 Ⅳ.R473.56-62

中国版本图书馆 CIP 数据核字(2020)第 022548 号

出版	中国科学技术大学出版社
	安徽省合肥市金寨路 96 号,230026
	http://press.ustc.edu.cn
	https://zgkxjsdxcbs.tmall.com
印刷	合肥华云印务有限责任公司
发行	中国科学技术大学出版社
经销	全国新华书店
开本	880 mm×1230 mm 1/32
印张	4.875
字数	164 千
版次	2020 年 2 月第 1 版
印次	2020 年 2 月第 1 次印刷
定价	20.00 元

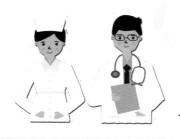

《新型冠状病毒肺炎护理手册》

—— 编委会 ——

主　审　徐晓玲

主　编　储爱琴

副主编　张海玲

编　委（以姓氏笔画为序）

方跃艳　　司圣波　　许庆珍

张小红　　张言武　　张海玲

张　甜　　贺雪梅　　袁　丽

徐晓玲　　秦寒枝　　储爱琴

程桂芝　　鲁　琦

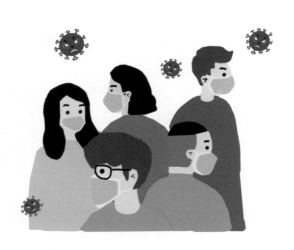

2020 年伊始，一场没有硝烟的战争席卷全国，武汉"封城"，全国多地启动重大突发公共卫生事件一级响应。自首例新型冠状病毒肺炎感染者被发现以来，一个多月的时间里，疫情迅速蔓延至全球多个国家和地区，2020 年 1 月 12 日，世界卫生组织（WHO）将这种病毒命名为"2019 新型冠状病毒"（2019-nCoV），并将我国的新型冠状病毒疫情列为"国际关注的突发公共卫生事件"（PHEIC）。

这种新型冠状病毒是属于 β 属的冠状病毒，目前研究显示与蝙蝠 SARS 样冠状病毒同源性达 85％以上，传染源主要是新型冠状病毒感染的患者，无症状感染者也可能成为传染源，主要是经呼吸道飞沫和接触传播，人群普遍易感。国家卫生健康委员会发布 2020 年 1 号公告，将新型冠状病毒肺炎纳入《中华人民共和国传染病防治法》规定的乙类传染病，并采取甲类传染病的预防、控制措施，同时纳入《中华人民共和国国境卫生检疫法》规定的检疫传染病管理。

疫情就是命令，防控就是责任。面对严峻的疫情形势，党和政府立即行动，组织各方力量开展防控，疫情防控阻击战迅速在全国打响，全国各地纷纷集中力量，全力开展组织动员、联防联控、医疗救治、宣传教育和后勤保障等各项工作，调动一切资源，构建严密的"防、治、救"防线，以最快的速度控制疫情蔓延。

当前，疫情形势严峻，防控正处于关键时期。医院是疫情防控的关键防线，医护人员更是战斗在抗击疫情的第一线，医护人员的防控事关重大。中国科学技术大学附属第一医院（安徽省立医院）作为首批新型冠状病毒肺炎的省级定点收治医疗机构，在疫情防控期间承担了大量工作，实现了安徽省首例新型冠状病毒肺炎患者痊愈。为提高各级各类医院对新型冠状病毒肺炎的护理防控能力，该院护理团队及时编写《新型冠状病毒肺炎护理手册》，凝练疫情防控经验，梳理适用于医务工作者的防护流程及策略，希望为疫情抗击的科学决策及精准施治提供参考。

疫情数据每分每秒的变动都牵动着全国人民的心。疫情就是集结号，医院就是战场，在这一场生与死的考验中，广大医务工作者不计报酬、不惧生死，毫不犹豫地冲在疫情防控最前线，他们是最美的"逆行者"。

谨以此书向每一位"逆行者"致敬！

徐晓玲

2020 年 2 月 9 日

　　新型冠状病毒肺炎已被纳入《中华人民共和国传染病防治法》规定的乙类传染病，并采取甲类传染病的预防、控制措施，同时纳入《中华人民共和国国境卫生检疫法》规定的检疫传染病管理。疫情发生以来，各地相继启动突发公共卫生事件一级响应，世界卫生组织将此次疫情列为"国际关注的突发公共卫生事件"，为应对突如其来的严峻疫情，各地医疗单位积极响应，广大医务工作者迅速投入到抗击病毒、抢救生命的最前线。

　　为提高各医院对新型冠状病毒肺炎的护理防控能力，中国科学技术大学附属第一医院（安徽省立医院）护理部新型冠状病毒肺炎防控工作小组面对疫情的发展形势，根据国家各项关于新型冠状病毒肺炎的防控、诊疗、监测方案以及相关法律法规，通过持续加强对新型冠状病毒肺炎发生发展规律的认识，凝练疫情防控经验，牵头梳理了各项护理防控流程与管理制度，编撰成书。本书包括疫情应急护理管理、发热门诊建设、隔离病区建设、门急诊患者照护流程、住院患者照护措施以及职业防护，旨在为抗疫一线护理工作提供规范化、同质化、标准化模板，提升区域防治水平和应对能力，防止疫情扩散，保障医疗质量和护理人员职业安全等。

　　本书在编写过程中参考了相关资料，在此向这些资料的作者表示感谢！由于目前对于这种病毒的来源、传播机理、防治等方面还在进一步研究中，加之编者水平有限，编写时间仓促，其中不足之处恳请读者批评指正。

编　者

2020 年 2 月

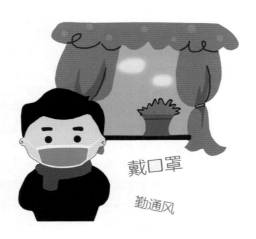

戴口罩

勤通风

CONTENTS
目录

2019 年 12 月开始在我国武汉市暴发、流行的不明原因肺炎，经病毒分型检测后初步判断病原体为新型冠状病毒。2020 年 1 月 12 日，WHO 将其命名为 2019 新型冠状病毒（2019 novel coronavirus, 简称 2019-nCoV）。截至 2020 年 2 月 8 日 19 时，全球已有 23 个国家报告感染 2019-nCoV。国外确诊该病毒感染 291 例，死亡 1 例。我国 31 个省（区、市）及港澳台地区累计报告确诊病例 34662 例，累计死亡 724 例。新型冠状病毒肺炎严重威胁了人们的身心健康，现已被纳入《中华人民共和国传染病防治法》规定的乙类传染病，并采取甲类传染病的预防、控制措施，同时纳入《中华人民共和国国境卫生检疫法》规定的检疫传染病管理。目前对其本质认识还处在初级阶段，存在较多不确定性。本章内容主要根据国家卫生健康委员会拟定的《新型冠状病毒感染的肺炎诊疗方案（试行第五版 修正版）》编制。

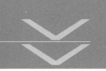

冠状病毒属于冠状病毒科冠状病毒属，是具有外套膜的正链单股RNA病毒，也是目前已知RNA病毒中最大的一种，仅感染人、鼠、猪、猫、犬、禽类等脊椎动物。根据病毒的血清学特点和核苷酸序列分类，冠状病毒可分为α、β、γ和δ属，已知引起人感染的冠状病毒有6种：HCoV-229E、HCoV-OC43、SARS-CoV、HCoV-NL63、HCoV-HKU1和MERS-CoV。

一、 结构特点

2019新型冠状病毒（2019-nCoV）是属于β属的冠状病毒，有包膜，颗粒呈圆形或椭圆形，常呈多形性，直径为60～140 nm。这种新型冠状病毒对人类具有很强的感染能力。经过病毒序列比对分析，该病毒与蝙蝠SARS样冠状病毒（bat-SL-CoVZC45）的同源性达85％以上。

二、 理化特点

根据以往对严重急性呼吸综合征冠状病毒（SARS-CoV）和中东呼吸综合征冠状病毒（MERS-CoV）的研究，此次新型冠状病毒对紫外线和热敏感，56 ℃环境下保持30 min以及乙醚、75％乙醇、含氯消毒剂、过氧乙酸和氯仿等脂溶剂均可有效灭活病毒，氯己定不能有效灭活病毒。

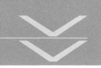
传染病流行过程必须具备传染源、传播途径、易感人群三个基本条件。

一、 传染源

目前所见传染源主要是新型冠状病毒肺炎（简称新冠肺炎，或 NCP）患者，无症状感染者也可能成为传染源。

二、 传播途径

经呼吸道飞沫和接触传播是主要的传播途径。 气溶胶和消化道等传播途径尚待明确。

三、 易感人群

人群普遍易感。

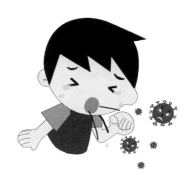

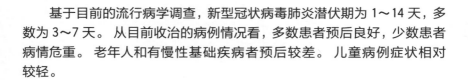

第三节
临床特点

基于目前的流行病学调查，新型冠状病毒肺炎潜伏期为 1～14 天，多数为 3～7 天。从目前收治的病例情况看，多数患者预后良好，少数患者病情危重。老年人和有慢性基础疾病者预后较差。儿童病例症状相对较轻。

一、 临床表现

以发热、乏力和干咳为主，少数患者伴有鼻塞、流涕和腹泻等症状。轻症患者仅表现为低热、轻微乏力等，无肺炎表现。

重症患者多在发病一周后出现呼吸困难和/或低氧血症，严重者快速进展为急性呼吸窘迫综合征、脓毒症休克、难以纠正的代谢性酸中毒和出凝血功能障碍。值得注意的是，重症、危重症患者在病程中可表现为中低热，甚至无明显发热。

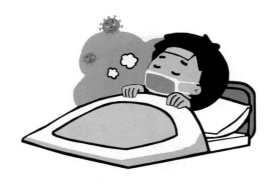

二、 实验室检查

发病早期实验室检查多表现为外周血白细胞总数正常或减少,淋巴细胞计数减少;部分患者可出现肝酶、乳酸脱氢酶、肌酶和肌红蛋白增高;多数患者 C 反应蛋白和血沉(红细胞沉降率)升高,降钙素原正常;严重者 D-二聚体升高,淋巴细胞进行性减少。 在咽拭子、痰、下呼吸道分泌物、血液、粪便等标本中可检出新型冠状病毒核酸。

三、 胸部影像学检查

胸部 CT 平扫为当前新型冠状病毒肺炎的主要筛查和辅助诊断手段。国家卫生健康委员会拟定的《新型冠状病毒感染的肺炎诊疗方案(试行第五版 修正版)》中指出患者肺部早期呈现多发小斑片影及间质改变,以肺外带明显,进而发展为双肺多发磨玻璃影、浸润影,严重者可出现肺实变,胸腔积液少见。

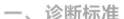

第四节
诊断标准及临床分型

一、 诊断标准

结合流行病学史、临床特点、实验室检查、胸部影像学及病原学特点确定疑似病例和确诊病例。

湖北以外省份

（一）疑似病例

1. **流行病学史**
   - 发病前14天内有武汉市及周边地区，或其他有病例报告社区的旅行史或居住史。
   - 发病前14天内与新型冠状病毒感染者（核酸检测呈阳性者）有接触史。
   - 发病前14天内曾接触过来自武汉市及周边地区，或来自有病例报告社区的发热或有呼吸道症状的患者。
   - 聚集性发病。

2. **临床表现**
   - 发热和/或呼吸道症状。
   - 具有上述肺炎影像学特征。
   - 发病早期白细胞总数正常或降低，或淋巴细胞计数减少。

   有流行病学史中的任何一条，且符合临床表现中的任意两条；无明确流行病学史的，符合临床表现中的三条。

（二）确诊病例

   疑似病例，具备以下病原学证据之一者：
   - 呼吸道标本或血液标本实时荧光RT-PCR检测，新型冠状病毒核酸呈阳性。
   - 呼吸道标本或血液标本病毒基因测序，与已知的新型冠状病毒高度同源。

湖北省

（一）疑似病例

1. **流行病学史**
   - 发病前14天内有武汉市及周边地区，或其他有病例报告社区的旅行史或居住史。
   - 发病前14天内与新型冠状病毒感染者（核酸检测呈阳性者）有接触史。
   - 发病前14天内曾接触过来自武汉市及周边地区，或来自有病例报告社区的发热或有呼吸道症状的患者。

- 聚集性发病。

2．临床表现

- 发热和/或呼吸道症状。
- 具有上述肺炎影像学特征。
- 发病早期白细胞总数正常或降低，或淋巴细胞计数减少。

有流行病学史中的任何一条，且符合临床表现中的任意两条。

（二）临床诊断病例

临床诊断病例或疑似病例具有肺炎影像学特征者。

（三）确诊病例

疑似病例，具备以下病原学证据之一者：

- 呼吸道标本或血液标本实时荧光 RT-PCR 检测，新型冠状病毒核酸呈阳性。
- 呼吸道标本或血液标本病毒基因测序，与已知的新型冠状病毒高度同源。

二、临床分型

（一）轻型

临床症状轻微，影像学未见肺炎表现。

（二）普通型

具有发热、呼吸道等症状，影像学可见肺炎表现。

（三）重型

符合以下情况之一者：

- 呼吸窘迫，RR（呼吸频率）≥30 次/min。
- 静息状态下，指氧饱和度≤93％。
- 动脉血氧分压（PaO_2）/吸氧浓度（FiO_2）≤300 mmHg（1 mmHg ＝0.133 kPa）。

（四）危重型

符合以下情况之一者：

■ 出现呼吸衰竭，且需要机械通气。

■ 出现休克。

■ 合并其他器官功能衰竭需 ICU 监护治疗。

第五节
治疗方案

治疗方案根据《新型冠状病毒感染的肺炎诊疗方案（试行第五版　修正版）》编写。

一、 根据病情确定治疗场所

■ 疑似及确诊病例应在具备有效隔离条件和防护条件的定点医院隔离治疗，疑似病例应单人单间隔离治疗，确诊病例可多人收治在同一病室。

■ 危重型病例应尽早收入 ICU 监护治疗。

二、 一般治疗

■ 卧床休息，加强支持治疗，保证充分热量；注意水、电解质平衡，维持内环境稳定；密切监测生命体征、指氧饱和度等。

■ 根据病情监测血常规、尿常规、C 反应蛋白（CRP）、生化指标（肝酶、心肌酶、肾功能等）、凝血功能、动脉血气分析、胸部影像学，有条件者可行细胞因子检测。

■ 及时给予有效氧疗措施，包括鼻导管、面罩给氧和经鼻高流量氧疗。

- 抗病毒治疗：目前没有确认有效的抗病毒治疗方法。可试用 α-干扰素雾化吸入（成人每次500万单位或相当剂量，加入灭菌注射用水2 mL，每日2次）、洛匹那韦/利托那韦（200 mg/50 mg，每次2粒，每日2次），或可加用利巴韦林静脉注射（500 mg/次，每日2～3次静脉注射）。要注意洛匹那韦/利托那韦相关腹泻、恶心、呕吐、肝功能损害等不良反应，同时要注意和其他药物的相互作用。
- 抗菌药物治疗：避免盲目或不恰当使用抗菌药物，尤其是联合使用广谱抗菌药物。

三、 重型、危重型病例的治疗

（一）治疗原则

在对症治疗的基础上，积极防治并发症，治疗基础疾病，预防继发感染，及时进行器官功能支持。

（二）呼吸支持

1. 氧疗

重型患者应接受鼻导管或面罩吸氧，并及时评估呼吸窘迫和/或低氧血症是否缓解。

2. 高流量鼻导管氧疗或无创机械通气

当患者接受标准氧疗后呼吸窘迫和/或低氧血症无法缓解时，可考虑使用高流量鼻导管氧疗或无创通气。然而，此类患者使用无创通气治疗的失败率很高，应进行密切监测。若短时间（1～2 h）内病情无改善甚至恶化，应及时进行气管插管或有创机械通气。

3. 有创机械通气

采用肺保护性通气策略，即小潮气量（4～8 mL/kg 理想体重）和低吸气压力（平台压<30 cmH$_2$O）进行机械通气，以减少呼吸机相关肺损伤。接受有创机械通气的患者应使用镇静镇痛药物。当患者使用镇静药物后仍存在人机不同步，从而无法控制潮气量，或出现顽固性低氧血症或高碳酸血症时，应及时使用肌松药物。当病情稳定后，应尽快减量并停用肌松药物。

4. 挽救治疗

对于严重急性呼吸窘迫综合征（ARDS）患者，建议进行肺复张。在人力资源充足的情况下，每天应进行 12 h 以上的俯卧位通气。俯卧位通气效果不佳者，如条件允许，应尽快考虑体外膜肺氧合（ECMO）。

（三）循环支持

在充分液体复苏的基础上，改善微循环，使用血管活性药物，必要时进行血流动力学监测。

（四）其他治疗措施

可根据患者呼吸困难程度、胸部影像学进展情况，酌情短期内（3～5 d）使用糖皮质激素，建议剂量不超过相当于甲泼尼龙 1～2 mg/（kg·d），应当注意由于免疫抑制作用，使用较大剂量糖皮质激素会延缓对冠状病毒的清除；可静脉给予血必净 100 mL/次，每日 2 次；可使用肠道微生态调节剂，维持肠道微生态平衡，预防继发细菌感染；有条件时，对有高炎症反应的危重患者，可以考虑使用体外血液净化技术；有条件时可采用恢复期血浆治疗。

患者常存在焦虑、恐惧情绪，应加强心理疏导。

四、中医治疗

本病属于中医疫病范畴，病因为感受疫戾之气，各地可根据病情、当地气候特点以及患者不同体质等情况，参照下列方案进行辨证论治。

（一）医学观察期

临床表现 1 乏力伴胃肠不适。

推荐中成药 藿香正气胶囊（丸、水、口服液）。

临床表现 2 乏力伴发热。

推荐中成药 金花清感颗粒、莲花清瘟胶囊（颗粒）、疏风解毒胶囊（颗粒）、防风通圣丸（颗粒）。

（二）临床治疗期

1. 初期：寒湿郁肺

临床表现 恶寒发热或无热，干咳，咽干，倦怠乏力，胸闷，脘痞，或呕恶，便溏。舌质淡或淡红，苔白腻，脉濡。

推荐处方 苍术 15 g、陈皮 10 g、厚朴 10 g、藿香 10 g、草果 6 g、生麻黄 6 g、羌活 10 g、生姜 10 g、槟榔 10 g。

2. 中期：疫毒闭肺

临床表现 身热不退或往来寒热，咳嗽痰少，或有黄痰，腹胀便秘。胸闷气促，咳嗽喘憋，动则气喘。舌质红，苔黄腻或黄燥，脉滑数。

推荐处方 杏仁 10 g、生石膏 30 g、瓜蒌 30 g、生大黄 6 g（后下）、炙麻黄 6 g、生麻黄 6 g、葶苈子 10 g、桃仁 10 g、草果 6 g、槟榔 10 g、苍术 10 g。

推荐中成药 喜炎平注射剂、血必净注射剂。

3. 重症期：内闭外脱

临床表现 呼吸困难、动辄气喘或需要辅助通气，伴神昏，烦躁，汗出肢冷，舌质紫暗，苔厚腻或燥，脉浮大无根。

推荐处方 人参 15 g、黑顺片 10 g（先煎）、山茱萸 15 g，送服苏合香丸或安宫牛黄丸。

推荐中成药 血必净注射液、参附注射液、生脉注射液。

4. 恢复期：肺脾气虚

临床表现 气短，倦怠乏力，纳差呕恶，痞满，大便无力，便溏不爽，舌淡胖，苔白腻。

推荐处方 法半夏 9 g、陈皮 10 g、党参 15 g、炙黄芪 30 g、茯苓 15 g、藿香 10 g、砂仁 6 g（后下）。

第二章
护理应急管理

新型冠状病毒肺炎传染性强、病情复杂多变且具有极强的不可预测性，该突发疫情直接危害人群的生命安全，对健康的损害和影响达到一定程度后还可造成社会的恐慌和混乱，在这场疫情中，全国各级医疗单位面临严峻的挑战和考验。护理应急管理在感染患者的治疗过程中是一个重要的环节，提升护理管理效能有利于护理服务质量的改善，更有利于医疗单位对疫情防控能力的提升。

第一节
疫情评估

一、 流行病学评估

根据新型冠状病毒肺炎相关流行病学特点进行以下评估：

- 评估疾病的流行趋势。
- 评估就诊人员数量。
- 评估就诊人员疾病进展。

二、 工作量评估

工作量评估内容包括：

- 评估发热门诊患者就诊量。
- 评估隔离病区疑似及确诊患者量。
- 根据以上评估护理人员工作量，包括工作时长以及工作强度等。

三、 护理人力资源需求评估

护理人力资源需求评估包括：

- 梳理院内临床一线，尤其是门急诊、呼吸、感染等相关科室现有护士数量、工作年限、职称以及专业技术水平，评估可调配的护理应急人员。
- 根据疫情防控工作任务进行岗位需求评估。

四、 物资评估

物资评估包括：

■ 评估院内现有物资储备及使用情况。

■ 根据疫情防控工作任务进行物资需求评估。

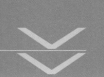

第二节
护理应急管理措施

一、 成立护理应急管理小组

根据各省新型冠状病毒肺炎疫情防控工作领导小组、应急指挥部以及医院相关文件要求，迅速成立护理应急管理小组，确定管理小组人员、职责及制度。

（一）集中救治组

集中救治组主要负责：

■ 门急诊患者分诊工作。

■ 发热门诊工作。

■ 危重患者救护工作。

■ 互联网医院护理咨询工作。

■ 住院患者及家属的疫情流行病学史调查。

■ 工作人员每日监测、排查工作。

■ 院感及疫情防控知识技能培训。

（二）人力调配组

人力调配组主要负责：

■ 遴选护理人员参加援鄂、支援感染病院和发热门诊等。

■ 相关人员培训、动员、心理辅导及疫情期间的沟通联络。

■ 与上级部门、各医疗队及被援助医院的对接沟通。

■ 护理人员信息数据的确定和上报等工作。

（三）综合保障组

综合保障组主要负责：

■ 会务、文电、后勤等服务保障。

■ 疫情防控在岗及离岗隔离期间对护理人员及亲属的慰问、保障。

■ 支援医疗队队员的医疗、防护及生活物资准备保障。

■ 根据疫情防控需要，向相关部门争取急需的防控物资。

■ 协助计财部门完成疫情防控所需经费的报销。

（四）工作督查组

工作督查组主要负责：

■ 督查督办各项工作部署落实情况。

■ 督查全院及重点部门的院内感染防控工作落实情况。

■ 督查各科室、各部门疫情防控工作落实情况。

二、护理人力资源管理

（一）岗位设置

包括门急诊、发热门诊、感染病区、援鄂医疗队护理人员以及后备人员岗位。

（二）岗位要求

根据不同岗位设置不同的岗位要求，包括工作年限、职称以及专业技术水平。

（三）岗位管理

以护理应急管理小组为管理核心，以院内协调结合弹性排班为调配方式进行岗位管理。

三、护理人员岗前培训

（一）培训对象

培训对象为护理管理人员、临床一线护理人员以及护理员。

（二）培训内容

培训内容包括疾病相关知识、环境布局、工作流程以及感染防控知识等。

（三）培训考核

利用医院钉钉等办公平台进行理论考核并结合现场督查结果确定最终考核结果。

四、护理人员心理管理

（一）组织人员

由院工会、人事处以及护理部心理咨询专业人员组成。

（二）工作原则

- 将心理危机干预纳入疫情防控整体工作部署，以减轻疫情所致的心理伤害、促进社会稳定，根据疫情防控工作的推进情况，及时调整心理危机干预工作重点。
- 针对不同人群实施分类干预，提供个体化心理危机干预，提高医护人员心理应激的控制与应对能力，保障医护人员心理健康，严格保护受助者的个人隐私。

（三）管理人群

- 支援湖北疫情防控一线的护理人员。
- 在疫情防控一线的护理人员，如发热门诊及感染病院等护理人员。
- 在院或居家隔离的护理人员。
- 在疫情防控一线的护理人员的亲属。

（四）管理方案

▨ 成立以心理咨询师为主要成员的心理咨询小组，并排班值守、公布
电话，接受心理咨询，实施心理干预。

▨ 开通院内心理关爱热线，开展预防性交流、讨论及疏导，给予护理
人员支持和安慰。

▨ 根据人群分类建立心理关爱微信群，开展心理健康宣传教育。

▨ 提供全国心理援助热线，24 h 免费接受心理咨询。

▨ 电话慰问一线人员及其家属，应用各类心理危机干预方法，缓解不
良情绪，减轻心理伤害，改善心理状态，维护心理健康。

五、 护理物资配备

（一）配备人员

由综合保障组协调院内及科内物资配备。

（二）配备方案

▨ 完善门急诊、发热门诊、感染病区以及其他岗位所需物资（如援鄂
医疗队物资准备，包括防护用品、生活用品和药品，如表 2-1
所示）。

▨ 防护物资实行专人管理。

▨ 通过申请审核方式进行层层把关，使有限的物资平衡使用，保障医
护患的安全。

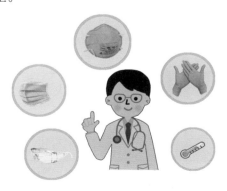

表 2-1 中国科学技术大学附属第一医院（安徽省立医院）援鄂医疗队携带用品
（按照每人每周量）

防护用品名称	数量	生活用品名称	数量	药品名称	数量
防护服	8 套	工作鞋	2 双	可威	2 盒
隔离衣	8 件	袜子	2 双	莲花清瘟颗粒	2 盒
护目镜	4 个	方便面	10 包	盐酸莫西沙星片	2 盒
防护面罩	2 个	火腿肠	10 根	希舒美	2 盒
普通 N95 口罩	20 个	巧克力	2 盒	头孢地尼	2 盒
外科口罩	40 个	榨菜	20 袋	感冒灵	2 盒
护目口罩	10 个	卤鸡蛋	10 袋	速干手消毒液 500 mL	1 瓶
一次性帽子	40 个	微波炉饭盒	1 个	75% 酒精 500 mL	1 瓶
防护鞋套	4 双	一次性内裤	8 个	VE 护手霜	2 支
外科手套	20 双	成人纸尿裤	2 袋	思诺思（辅助睡眠）	10 mg
白大褂	1 件	保鲜袋	2 袋		
手术衣	2 件	卫生纸	4 卷		
消毒湿巾	4 包	笔记本	1 本		
一次性床单	2 条	暖宝宝	4 包		
一次性薄膜手套	1 包				
防护口罩（GB19083—2010）	5 只				
水胶体敷料	1 盒				
棉签	20 包（3 支/包）				
棉球	2 包				
洗手液	1 袋				
体温表	1 支				
行李箱	1 个				
背包	1 个				

注：思诺思为辅助睡眠的药物，需要专人管理，登记领用量，每次每人领用量为
一片（10 mg）。

六、护理人员防控工作督查

（一）督查人员

由工作督查组进行防控工作督查。

（二）督查内容

- 是否传达学习中央、省委、省卫健委及医院关于新型冠状病毒肺炎疫情防控工作部署要求。
- 是否开展护理工作人员的各类规范及防护标准的培训、考核，是否有记录和签字。
- 是否做好对医务人员、门诊患者、住院患者、探视人员、陪护人员、外包人员等的疫情防控监测和告知工作。
- 在确保特殊时期临床工作安全、平稳运行的情况下，是否建立针对科室工作的科学性、合理性的诊疗、护理及管理工作流程。
- 是否安排护士做好病区、护办室等场所的消毒工作以及公用医疗设备的消毒工作，并由专人负责消毒、记录；相关科室是否每日对消毒情况进行自查。
- 是否根据目前工作量合理排班。
- 是否针对人员疫情流行病学接触史情况，按照医院相关规定，严格管理。

（三）督查结果评定及整改

督查各科室护理人员是否按时按质按量完成工作任务，并指出工作中存在的问题，告知科室负责人进行整改。

第三章
发热门诊建设

3

发热门诊是医疗机构在防控新型冠状病毒肺炎期间根据卫生行政主管部门要求设立的、专门用于筛查新型冠状病毒肺炎与其他发热疾病、并对疑似感染的患者进行早期干预的专门机构，是医疗机构防治新型冠状病毒肺炎的重要部门。

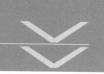

第一节
发热门诊建设规范

一、 建设原则

卫生行政主管部门结合当地的疫情和群众医疗实际需求，按照"数量适当、布局合理、条件合格、工作规范"的原则，指定医疗机构设置独立的发热门（急）诊，并将设立发热门（急）诊的医疗机构名单通过当地媒体向社会公告。

二、 环境与布局

- 发热门诊应设置在医疗机构内的独立区域，与其他建筑、公共场所保持适当的间距，与普通门（急）诊相隔离，避免发热患者与其他患者相交叉，通风良好，有明显标志。
  普通门（急）诊的显著位置也要设置引导标志，指引发热患者抵达发热门（急）诊就诊。
- 发热门诊内部应严格分区，设有污染区、半污染区和清洁区，三区划分明确，相互无交叉，并有醒目标志，严格区分人流、物流的清洁与污染路线流程，采取安全隔离措施，严防交叉污染和感染。
- 发热门诊内应尽量采用自然通风，自然通风不良的情况下，应安装足够的机械通风设施，进行强制排风。 发热门诊业务用房应保持所有外窗可开启，室内空气保持流通，使用中央空调的应调整气流方向，使气流从清洁区到半污染区、再到污染区，污染区域内应保持负压。
- 发热门诊应当分设候诊区、诊室、治疗室、隔离观察室、检验室、放射检查室、药房、更衣室、隔离卫生间、备用诊室等，并提供挂号、收费等服务。

■ 应分别设置发热患者和医务人员的专用通道，并在医务人员出入口处为医务人员设置卫生通过室。

发热门诊、隔离观察室平面布局如图 3-1、图 3-2 所示。

三、 设施与物品

（一）卫生消毒设施

各室配备非手触式洗手装置、抗菌洗手液、干手设施和物品、消毒箱、药品柜、灭菌消毒器材、加盖污物桶、纱窗纱门、防虫防鼠设备等。

清洁走廊、污洗间、卫生间、候诊室、诊室、治疗室等业务用房内必须安装紫外线灯，并与其他照明灯具用不同开关控制，其开关应便于识别和操作。 候诊室、走廊等公共场所或平时有人滞留的场所的紫外线灯，宜采用间接式灯具或照射角度可调节的灯具。

（二）诊室布局

输液室座椅间距（前后、左右）不小于 1 m；隔离观察室标志应明显，单间隔离，与其他诊室保持一定距离，房间内设卫生间及洗手设施。

（三）物品配备

■ 消毒药品。

■ 防护用品。 如工作服、隔离衣、防护服、医用口罩、帽子、N95 口罩、护目镜、手套、鞋套等。

■ 诊疗用品。 如诊察床、诊察桌、诊察凳、观察床、观片灯、听诊器、血压计、体温计、一次性压舌板、处置台、一次性注射器、一次性输液器、纱布罐、方盘、心电图机、X 线机、CT 机等。

■ 办公用品。 如电脑、电话等。

■ 记录本。 如接诊患者登记本，内容包括接诊时间、患者姓名、性别、年龄、住址、工作单位、联系方式、诊断、去向及接诊医生签名；终末消毒记录本，内容包括空气、地面、物体表面及使用过的医疗用品等的消毒方式及持续时间、医疗废物及污染衣物的处理记录等，最后由实施消毒的人和记录者签名，并注明记录时间。

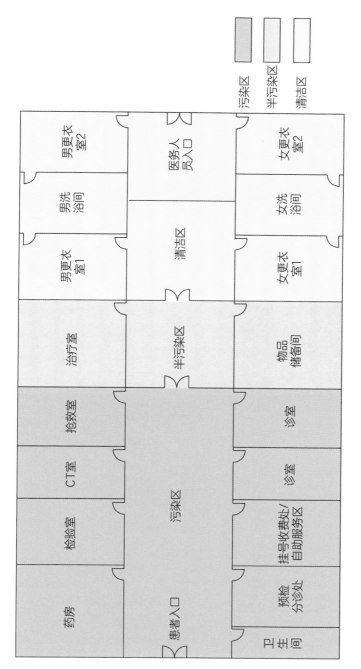

图3-1 发热门诊平面布局图

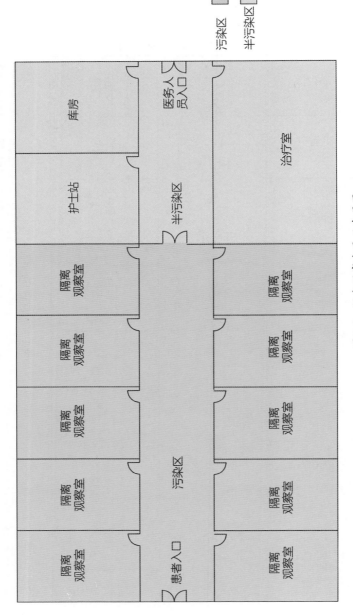

图3-2 隔离观察室平面布局图

污染区

半污染区

四、 管理要求

- 由专门部门负责发热门诊的管理，相关部门分工明确，职责到位。
- 根据发热门诊规模大小和具体功能配置相应岗位的医师和护士，实行 24 h 值班制度。 医师一般为具有一定临床经验的高年资内科医师，并经过新型冠状病毒肺炎知识培训，负责新型冠状病毒肺炎与其他发热疾病的诊断与鉴别诊断。
- 制定完善的管理制度、应急预案、工作流程等。 按要求落实接诊、转诊任务。
- 严格实行首诊负责制，不得拒诊、拒收发热患者；对诊断为新型冠状病毒肺炎的患者或疑似患者，应按照有关规定登记、报告和处理，不得擅自允许其自行转院或离院。
- 严格遵守消毒技术规范，严格落实医务人员防护措施。 新型冠状病毒肺炎发热门（急）诊的医务人员按一级防护着装，进入隔离留观室按二级防护着装。

五、 门（急）诊预检分诊点的建设规范

- 医疗机构应当设立预检分诊点，不得用导医台（处）代替预检分诊点。
- 预检分诊点一般设立在门诊的醒目位置，标志清楚，相对独立，通风良好，流程合理，具有消毒、隔离条件。
- 预检分诊点要备有发热患者用的口罩、体温表、流水洗手设施或手消毒液、预检分诊患者基本情况登记表（表 3-1）等。
- 承担预检分诊工作的医务人员按一般防护着装，即穿工作服、戴工作帽和医用口罩，每次接触患者后立即进行手清洗和消毒。
- 经预检查出的发热患者，应由预检分诊处的工作人员陪送到发热门诊，预检人员发现异常或意外情况应及时报告。
- 预检分诊点实行 24 h 值班制度（晚间预检分诊可设在急诊，但应设有醒目标志）。

表 3-1 新型冠状病毒肺炎发热门诊患者基本情况登记表

序号	时间	患者姓名	性别	年龄	身份证号	常住地址	联系电话	工作单位	体温（℃）	其他症状（咳嗽、乏力等）	患者去向	发病前14天内有武汉及周边地区，或其他有病例报告社区的旅行或居住史	发病前14天内与新型冠状病毒感染者（核酸检测呈阳性者）有接触史	发病前14天内曾接触过来自武汉地区、周边地区，或来自有病例报告社区的发热或有呼吸道症状的患者	聚集性发病	诊断

六、患者的诊治流程

- 门诊综合服务台发现发热患者时,给其佩戴外科口罩,并将患者引导至门诊单独设置的新型冠状病毒肺炎预检分诊点;预检分诊点在进行患者信息登记后立即安排人员将患者送至发热门诊进行诊治。
- 急诊预检分诊台发现发热患者时,及时给其佩戴外科口罩、进行患者信息登记,之后立即安排人员将患者送至发热门诊进行诊治。
- 发热门诊医生接诊患者后,诊治为疑似呼吸道传染病患者应安置在隔离观察室,高度疑似患者应单间安置并进行检查治疗。
- 经专家组会诊确诊为新型冠状病毒肺炎的患者应立即转至隔离病区治疗。
- 患者在隔离观察室观察期间、经专家组会诊确诊排除新型冠状病毒感染的,可解除隔离。

第二节
发热门诊管理制度

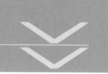

一、发热门诊工作制度

- 发热门诊必须设置在独立区域,与普通门诊隔离,保证污染区、半污染区、清洁区划分,有独立的符合传染病要求的污物处理设备。
- 严格做到四固定(诊室、人员、时间、器械固定)、六分开(挂号、候诊、取药、采血、注射、治疗与普通门诊分开)。
- 按规范做好诊室、物品等的消毒工作。
- 医务人员必须严格遵守消毒隔离制度,执行标准职业防护。
- 注射和各种穿刺做到一人一针一管,用过的注射器、针头等医疗废物须按规范处置。

■ 按规定时限要求，规范上报传染病疫情。

■ 对医务人员定期进行相关知识培训。

二、 新型冠状病毒肺炎预检分诊制度

■ 医疗机构应当设立新型冠状病毒肺炎分诊点，具备消毒隔离条件和必要的防护用品，严格按照规范进行消毒和处理医疗废物。

■ 从事预检、分诊的医务人员应当严格遵守卫生管理法律、法规和有关规定，认真执行临床技术操作规范、常规以及有关工作制度。

■ 各科室的医师在接诊过程中，应当按要求对患者进行传染病的预检。 预检为新型冠状病毒肺炎患者或者疑似患者的，应当分诊至发热门诊就诊，同时对接诊处采取必要的消毒措施。

■ 根据新型冠状病毒肺炎的流行病学要求，做好特定传染病的预检、分诊工作。 初步排除特定传染病后，再到相应的普通科室就诊。

■ 对于新型冠状病毒肺炎患者或者疑似患者，应当依法采取隔离或者控制传播措施，并按照规定对患者的陪同人员和其他密切接触人员采取医学观察及其他必要的预防措施。

■ 不具备新型冠状病毒肺炎救治能力的，应当及时将患者转诊到具备救治能力的医疗机构诊疗，并将病历资料复印件转至相应的医疗机构。

三、 隔离观察室消毒制度

（一） 基本要求

■ 患者进入隔离观察室后不得随意外出。

■ 患者家属不得进入隔离观察室。

■ 工作人员必须进入隔离观察室者应按要求穿戴防护用品。

■ 隔离观察室的门应随时保持关闭，门口应放置速干手消毒剂等；室内设有洗手池，配备手卫生用品，放置脚踏式医疗废物容器及利器盒；缓冲间应放置套有黄色垃圾袋的有盖容器收集脱下的防护用品。

■ 患者产生的所有废物均按感染性废物进行处置，置于双层黄色垃圾袋中，封口严密并贴上标签，医疗废物管理中心指定专人定时收集，交接手续齐全。

（二）空气消毒

- 每日开窗通风通气至少 3 次，最大限度促进空气流通。
- 动态消毒机按说明书使用。
- 在无人或患者有遮挡的情况下可用紫外线照射消毒。

（三）物体表面、地面的清洁和消毒

- 物品表面、床单元等可选用 500 mg/L 的含氯消毒剂擦拭消毒，不能用含氯消毒剂的，可用 75％乙醇擦拭消毒；抹布一床一巾。
- 地面可选用 500 mg/L 的含氯消毒剂拖擦，每日早晚共 2 次，遇污染随时消毒处理。
- 抹布、拖把标志清楚，分区使用，使用后及时清洁消毒。

（四）患者使用物品的消毒

- 患者使用的床单、被罩被血液、体液、分泌物、排泄物等污染后及时更换。用后的上述物品放入双层黄色垃圾袋密封，并标志清楚，密闭运送洗衣房，进行消毒清洗。
- 呼吸机螺纹管、湿化瓶等尽可能选用一次性使用物品；若重复使用，用后应立即用 500 mg/L 的含氯消毒剂浸泡消毒 30 min，然后再送供应室专用清洗机清洗、消毒、备用。呼吸机主机表面用 500 mg/L 的含氯消毒剂擦拭消毒。
- 血压计、听诊器、体温表等其他物品，一人一用一消毒。

四、新型冠状病毒肺炎上报制度

- 实行科主任负责制，科主任全面负责本科室新型冠状病毒肺炎防控各项工作。
- 各级各类医务人员应按规定及时向医院相关管理部门上报接诊的新型冠状病毒肺炎患者，并根据传播途径采取相应的隔离防控措施，不得漏报、瞒报。
- 各临床科室、门急诊或其他医技科室发现新型冠状病毒肺炎患者或疑似患者时应立即电话报告医院相关管理部门。

■ 医务人员发生新型冠状病毒肺炎感染应立即上报相关管理部门。

■ 科室、各级各类医务人员未按规定及时上报新型冠状病毒肺炎患者，或漏报、瞒报造成严重后果的，按相关法律法规和医院相关规章制度予以相应处罚。

五、 职业暴露报告处置制度

■ 严格执行《医院感染管理办法》《中华人民共和国传染病防治法》《中华人民共和国职业病防治法》《艾滋病防治条例》《医务人员艾滋病病毒职业暴露防护工作指导原则》《血源性病原体职业接触防护导则》《医院隔离技术规范》等相关法律、法规、规范和标准。

■ 医务人员在工作中应严格遵循标准预防的原则，根据需要正确穿戴防护用品。

■ 有职业暴露危险的医务人员应每年免费接受一次健康体检。

■ 当出现职业暴露伤害时，应遵循暴露后的处理原则，按要求进行报告、登记、评估、检查、预防性治疗和定期随访。

■ 医务人员发生职业暴露后，其相关检查和预防性治疗费用由医院承担。

■ 医务人员如患有传染性疾病，应暂停工作至传染病传染期结束时方可重返岗位。

■ 对因职业接触血源性病原体而感染乙型病毒性肝炎、丙型病毒性肝炎或艾滋病等的医务人员，应依法享受工伤待遇。

■ 防保科每年分析职业暴露发生趋势，评价防护效果并调整防护措施。

　　新型冠状病毒的主要传播途径是经呼吸道飞沫和接触传播，该病毒早期感染隐蔽，感染能力强，播散迅速。病区的合理设置、布局和管理对减少其播散、防止医源性感染起着非常重要的作用。在设置或改建新型冠状病毒肺炎隔离病区时，应遵照《综合医院建筑设计规范》（GB 51039—2014）、《传染病医院建筑设计规范》（GB 50849—2014）、《医院隔离技术规范》（WS/T 311—2009）等国家现行有关规定。

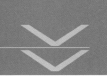

第一节
隔离病区建设规范

　　新型冠状病毒肺炎隔离病区是为疑似或已经感染了新型冠状病毒的患者提供诊断和治疗的场所，其病区可以设置在各地指定传染病医院，也可以设置在综合医院的独立区域内。

一、 隔离病区设置

（一）隔离病区设置原则

- 独立设置的感染病院应避开城市人口稠密区，避开学校、水源、人口密集的居住和活动区等，尽可能在城市区域常年主导风向的下风向；在综合医院内设置的病区应处于相对独立区域并在医院的下风口。
- 病区所在楼栋与院外周边建筑应设置不小于 20 m 的绿化隔离卫生间距。
- 各建筑物之间保持必要间距，隔离病区与其他建筑之间间隔不小于 30 m。
- 合理进行功能分区并用不同颜色区分，洁污、医患、人车等流线组织清晰，洁污路线相互分开，互不交叉。
- 隔离区内应设置重症监护病房或具备监护和抢救条件的病房。
- 办公区域不设在隔离病区内且与隔离区保持一定距离。
- 对涉及污染环境的医疗废弃物及污废水，应采取环境安全保护措施。

（二）隔离病区设置要求

- 楼栋标志醒目，24 h 清晰可见。
- 污染区、潜在污染区和清洁区布局合理并用颜色区分，清洁区画蓝色线，潜在污染区画黄色线，污染区画红色线。

▨ 分别设立医务人员通道和患者专用通道。

▨ 病区应设有单床病房，总床位数以 20 张为宜。

▨ 设置单独的检查或治疗室，用于为患者做气管切开术等会造成严重污染的操作或治疗时使用。

▨ 疑似患者应收治在单床病房，确诊患者可以收在双床病房或多床病房。

▨ 病房设置应符合下列要求：

床病的排列应平行于有采光窗的墙面。

床旁设置氧气、吸引等床头治疗、呼叫、对讲、照明设施。

单排病床通道净宽不应小于 1.10 m，双排病床（床端）通道净宽不应小于 1.40 m。

床间距不应小于 1.10 m；应留有足够空间放置床边 X 线机、呼吸机等设备。

各病房均应附设含大便器、淋浴器、脸盆的卫生间。

抢救室宜靠近护士站。

病房门净宽不应小于 1.10 m。

▨ 病房靠近医护走廊的门为单向开关，只能从走廊侧打开，从病房内无法打开。

▨ 病房与医护人员走廊之间应设缓冲区域，缓冲区域靠近医护走廊的墙体应为透明玻璃墙；在此缓冲区域内配小型治疗台和自动感应水龙头洗手池。

▨ 病房和缓冲区之间的墙上应设置双门密闭式传递窗。

▨ 根据需要设置负压病房。

病房布局如图 4-1 所示。

（三）重症监护病区设置要求

▨ 布局合理，病房配置设备设施符合《重症监护病房医院感染预防与控制规范基本信息》（WS/T 509—2016）的基本设备要求。

▨ 应采用单床小隔间布置方式（图 4-2）。

▨ 出入口处设置强制卫生通过室。

▨ 病区内不设护士值班室，医务人员监护台与监护室之间设大面积观察窗。

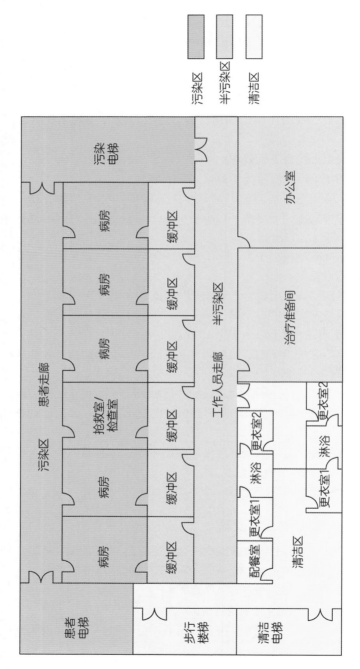

图 4-1　病房平面布局图

■ 配备远程监护设备。

■ 设置专用污物污洗间，污洗间为通过式房屋，一端以门与重症监护室分隔，另一端直接对污染通道。

■ 应设有负压监护病房。

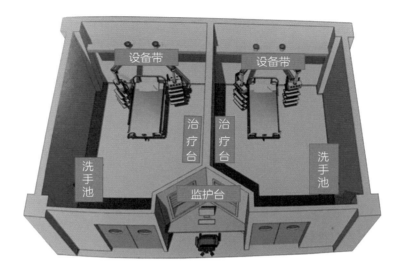

图 4-2　重症监护病房布置图

（四）负压隔离病房设置要求

■ 负压病房的空气流向为：办公区→走廊→缓冲间→隔离病房。

■ 负压隔离病房宜采用全新风直流式空调系统，最小换气次数为 12 次/h。

■ 负压隔离病房的送风应经过粗效、中效、亚高效过滤器三级处理；排风应经过高效过滤器处理后排放。

■ 负压隔离病房的排风高效空气过滤器应安装在房间排风口处。

■ 每间负压病房的送、排风管上应设置密闭阀。

■ 可在送、排风系统上设置定风量装置。

■ 负压隔离病房送、排风系统的过滤器应有压差检测和报警装置。

■ 负压隔离病房应有压差传感器。

■ 负压隔离病房与其相邻、相通的缓冲间、走廊之间的压差应保持不小于 5 Pa 的负压值。

（五）病区保障系统设置要求

■ 洗衣房设置要求如下：

按衣服、被单的洗涤、消毒、烘干、折叠加工流程布置，污染的衣服、被单接收口与清洁的衣服、被单发送口应分开设置。

污染区应包括收件分类间、消毒灭菌间、洗涤间等，清洁区应包括洗涤间、衣单存放库房、发放室、办公室、更衣间和卫生间等。

污染的衣服、被单应由专门容器或专用包裹收集，在清洗加工前应先行消毒灭菌。

外包洗涤应按感染管理要求收集、运送，不能对环境造成污染。

■ 营养膳食科设置要求如下：

有向病区发送餐食以及接受运输外购原料的通道。

食品加工应符合食品加工卫生防疫要求，主副食、生熟食物应分区布置，采取防蝇防鼠措施以及排油烟、油污收集措施。

■ 太平间设置要求如下：

宜设置于住院楼地下室或独立建造，并应与运尸通道有方便联系。

可设置停尸间、病理解剖间、标本存放间、卫生间、值班室、更衣室、器械洗涤消毒间、工作人员卫生通过室等。

存尸应有冷藏设施，最高一层存尸抽屉的下沿高度不宜大于1.30 m。

■ 医疗废弃物暂存间设置要求如下：

设置围墙与其他区域相对分隔，位置应位于院区下风向处。

■ 给排水要求如下：

隔离病区生活给水水质应符合现行国家标准《生活饮用水卫生标准》（GB 5749—2006）的有关规定。

室内外给水、热水的配水干管、支管应设置检修阀门，阀门宜设在工作人员的清洁区内。

有无菌要求、需要防止院内感染场所及公共卫生间的洗手盆等应使用感应式开关，并应防止污水外溅；大小便器用脚踏式开关。

除淋浴、拖布池等必须设置地漏的场所外，其他用水点尽可能不设地漏。

污水、污物处理要求如下：

病区污水处理后的水质应符合现行国家标准《医疗机构水污染物排放标准》（GB 18466—2005）的有关规定。

含有病原体的固体废弃物应进行焚烧处理；手术中产生的医疗污物应就地或集中消毒处理。

放射性污水的排放应符合现行国家标准《电离辐射防护与辐射源安全基本标准》（GB 18871—2002）的有关规定。

污水外网宜全封闭，在管网适当位置加伸顶通气管并定期消毒。

化粪池应设置加药消毒装置。

病房通风要求如下：

隔离病房最小换气次数（新风量）应为 6 次/h。

建筑气流组织应形成从清洁区至半污染区至污染区有序的压力梯度；房间气流组织应防止送、排风短路；送风口位置应使清洁空气首先流过房间中医务人员可能的工作区域，然后流过传染源进入排风口。

送风口应设置在房间上部；病房、诊室等污染区的排风口应设置在房间下部，房间排风口底部距地面不应小于 1 m。

清洁区每个房间送风量应大于排风量 150 m³/h。污染区每个房间排风量应大于送风量 150 m³/h。

同一个通风系统，房间到总送、排风系统主干管之间的支风道上应设置电动密闭阀，并可单独关断，进行房间消毒。

照明要求如下：

照明设计应符合现行国家标准《建筑照明设计标准》（GB 50034—2013）的有关规定，以满足绿色照明的要求。

在清洁走廊、污洗间、卫生间、候诊室、诊室、治疗室、病房、手术室及其他需要灭菌消毒的地方应设置杀菌灯；杀菌灯与其他照明灯具应用不同开关控制，其开关应便于识别和操作。

手术室、抢救室、产房、放射或放疗的检查及治疗室、核医学检查及治疗室等用房的入口处应设置工作警示信号灯。

智能化系统要求如下：

护理单元应设置医用对讲系统，并应实现语音的双向对讲功能；病床前的呼叫设备应易于清洁和消毒。

护士办公室应设置信息显示终端，与医疗信息管理系统联网。

通过视频监控、门禁控制、防盗报警、停车场管理及巡更等建立综合的安全防范体系。

根据医疗流程设置门禁控制系统；对负压病房的医、患通道，污染区与洁净区的过渡进行控制，并设置出、入人员的识别功能；相关的开启装置应易于识别及操作；当发生火灾等特殊事件时门禁能及时释放。

■ 医疗气体配置和处理要求如下：

供应医院的医用气源，应按日用量要求贮备足够的备用量，不应少于3 d的贮存量。

中心供氧站应设在医院洁净区内，采用液氧供氧方式时，大于500 L的液氧罐应放在室外；室外液氧罐与办公室、病房、公共场所及繁华道路的距离应大于7.5 m。

压缩空气站宜布置在医院的洁净区，并应布置在院区上风向，宜采用无油空气压缩机，压缩空气应设过滤除菌设备。

负压吸引泵站应布置在医院污染区内，防护要求与感染病区的防护等级一致。

负压吸引泵站排放的气体应进行处理后再排入大气；负压吸引泵站的废液应集中收集并经过处理后再排放。

手术麻醉废气应集中收集经处理后再排入大气。

二、病区感染管理规范

（一）个人防护装备及使用

接触或可能接触新型冠状病毒肺炎病例和感染者、他们的污染物（血液、体液、分泌物、呕吐物和排泄物等）及其污染的物品或环境表面的所有人员均应使用个人防护装备，具体包括：

1. 手套

进入污染区域或进行诊疗操作时，根据工作内容，佩戴一次性橡胶或丁腈手套，在接触不同患者或手套破损时及时消毒，更换手套并进行手卫生。

2. 医用防护口罩

　　进入污染区域或进行诊疗操作时，应佩戴医用防护口罩（N95 及以上）或动力送风过滤式呼吸器，每次佩戴前应做佩戴气密性检查，穿戴多个防护用品时，务必确保医用防护口罩最后摘除。

3. 防护面屏或护目镜

　　进入污染区域或进行诊疗操作，眼睛、眼结膜及面部有被血液、体液、分泌物、排泄物及气溶胶等污染的风险时，应佩戴防护面屏或护目镜，重复使用的护目镜每次使用后，及时进行消毒、干燥，备用。

4. 医用一次性防护服

　　进入污染区域或进行诊疗操作时，应更换个人衣物并穿工作服（外科刷手服或一次性衣物等），外加医用一次性防护服。

（二）手卫生

　　在日常工作中应严格采取手卫生措施，尤其是戴手套和穿个人防护装备前，对患者进行无菌操作前，有可能接触患者血液、体液及其污染物品或污染环境表面之后，脱去个人防护装备过程中，需特别注意执行手卫生措施。

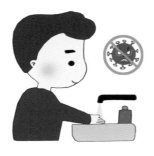 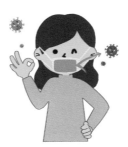

（三）特定人员防护

1. 隔离病区工作人员

　　建议穿戴工作服、一次性工作帽、一次性手套、医用一次性防护服、医用防护口罩（N95 及以上）或动力送风过滤式呼吸器、防护面屏或护目镜、工作鞋或胶靴、防水靴套等。

2. 病例（疑似病例、确诊病例）和感染者（轻症病例、无症状感染者）转运人员

建议穿戴工作服、一次性工作帽、一次性手套、医用一次性防护服、医用防护口罩（N95 及以上）或动力送风过滤式呼吸器、防护面屏或护目镜、工作鞋或胶靴、防水靴套等。

3. 尸体处理人员

建议穿戴工作服、一次性工作帽、一次性手套和长袖加厚橡胶手套、医用一次性防护服、医用防护口罩（N95 及以上）或动力送风过滤式呼吸器、防护面屏、工作鞋或胶靴、防水靴套、防水围裙或防水隔离衣等。

4. 病区清洁消毒人员

建议穿戴工作服、一次性工作帽、一次性手套和长袖加厚橡胶手套、医用一次性防护服、医用防护口罩（N95 及以上）或动力送风过滤式呼吸器、防护面屏、工作鞋或胶靴、防水靴套、防水围裙或防水隔离衣。 使用动力送风过滤式呼吸器时，根据消毒剂种类选配尘毒组合的滤毒盒或滤毒罐，做好消毒剂等化学品的防护。

5. 标本采集人员

建议穿戴工作服、一次性工作帽、双层手套、医用一次性防护服、医用防护口罩（N95 及以上）或动力送风过滤式呼吸器、防护面屏、工作鞋或胶靴、防水靴套。 必要时，可加穿防水围裙或防水隔离衣。

（四）防护装备脱卸的注意事项

■ 脱卸时尽量少接触污染面。

■ 脱下的防护眼罩、长筒胶鞋等非一次性使用的物品应直接放入盛有消毒液的容器内浸泡；一次性使用的物品应放入黄色医疗废物收集袋中作为医疗废物集中处置。

■ 脱卸防护装备的每一步均应进行手消毒，所有防护装备全部脱完后再次洗手、进行手消毒。

第二节
隔离病区工作制度

一、 病区环境消毒制度

对病区环境进行全面彻底的消毒是减少新冠病毒播散的最有效措施，具体包括以下内容：

（一）空气消毒

- 最大限度地开窗通风，保证空气流通。
- 按操作规范使用空气消毒机并使其处于常开状态。
- 无人条件下可在关闭门窗后采取以下消毒方式：

  紫外线灯照射 1 h。

  5000 mg/L 过氧乙酸水溶液或 500 mg/L 二氧化氯溶液，20～30 mL/m³ 喷雾器喷洒消毒，作用 2 h。

  消毒完毕打开门窗彻底通风 1 h 以上。

（二）物体表面和地面消毒

- 隔离病房内物体表面消毒：

  耐腐蚀的物体表面：用含有效氯 1000 mg/L 的消毒剂擦拭消毒，作用 30 min。

  不耐腐蚀的物体表面：用 75％乙醇消毒液或用一次性使用消毒湿巾擦拭。

- 地面每天用含有效氯 1000 mg/L 的消毒液消毒 2 次。
- 受到明显污染物污染时，应即刻用浸含有效氯 500～1000 mg/L 的消毒液纸巾覆盖作用 30 min 后，再用含有效氯 1000 mg/L 的消毒液消毒。

■ 清洁消毒的一般要求包括:

湿式清洁。

所有清洁消毒后的物体表面、地面应当保持干燥。

抹布、拖布标志清楚,分室使用,用后用含有效氯 1000 mg/L 的消毒液浸泡消毒,清洁后干燥保存。

清洁工具和各种容器在使用以后应及时用含有效氯 1000 mg/L 的消毒液消毒。

(三)患者使用物品的消毒

■ 一次性使用物品用后按新型冠状病毒感染性垃圾处置。

■ 可重复使用的物品按物品特性选择合适的消毒方法进行消毒。

■ 织物(如衣服、袜子等)用含有效氯 1000 mg/L 的消毒剂浸泡 30 min 后用清水洗净、晾干。

■ 行李箱、鞋等硬质材料表面用含有效氯 1000 mg/L 的消毒液喷洒处理,布面材料则可用 75% 乙醇消毒液喷至湿润。

■ 笔记本电脑、手机等电子产品用 75% 乙醇消毒液或一次性使用消毒湿巾擦拭。

■ 纸质材料(例如护照)、文具等物品建议用环氧乙烷密闭消毒或紫外线照射消毒。

(四)患者排泄物、分泌物、呕吐物的处理

■ 设有污水处理系统的医院,患者排泄物、分泌物、呕吐物等可直接排入污水池,适当增加污水处理消毒剂的投药量,保证污水处理的余氯含量大于 6.5 mL/L。

■ 无污水处理设施的医院,患者排泄物、分泌物、呕吐物按下述方法进行处理:

1 份漂白粉(10% 漂白粉乳液)+4 份污物,混匀,消毒 2 h。

1 份优氯净 +12 份污物,混匀,消毒 2 h。

加盖容器内装入足量 1500~2500 mg/L 有效氯溶液,用于排泄物、分泌物的随时消毒。

■ 便器、便盆等每天用 1000 mg/L 的含氯消毒剂浸泡 30 min。

(五)终末消毒

患者出院或死亡后,对其房间的环境和使用的物品进行消毒,具体方

法是：

- 开窗通风 30 min。
- 清除患者所有用物。
- 关闭门窗，用紫外线灯或空气消毒机消毒 1 h，消毒完毕后充分通风。
- 使用含有效氯 1000 mg/L 的消毒液消毒物体表面和地面。
- 床单元被絮、床垫、枕芯等物品用床单元消毒机消毒 1 h。

（六）尸体处理

- 患者死亡后，要尽量减少尸体的移动和搬运，由接受过培训的工作人员在严密防护下及时处理。
- 用 3000～5000 mg/L 的含氯消毒剂或 0.5% 过氧乙酸棉球或纱布填塞尸体口、鼻、耳、肛门、气管切开处等所有开放通道或创口。
- 用浸有消毒液的双层布单包裹尸体，装入双层防渗漏尸体袋中，由民政部门派专用车辆直接送至指定地点尽快火化。

二、 医院感染的控制与预防制度

（一）一般要求

- 有适用于新型冠状病毒肺炎隔离病区的医院感染管理制度并落实。
- 有落实标准预防的具体措施。
- 配合医院感染管理部门开展医院感染的监测，并能将监测结果用于临床医院感染的预防与控制。
- 有落实医院感染监测、手卫生、清洁、消毒、隔离、抗菌药物合理使用、医疗废物管理等的具体措施与流程。
- 定期对本病区医院感染预防与控制工作进行自查、总结分析，能体现持续质量改进。

（二）特殊区域要求

1. 新型冠状病毒肺炎病区

- 有新型冠状病毒肺炎患者诊治的标准化流程。
- 有防止新型冠状病毒引起医院感染的具体措施。
- 指定专人督查各项制度的落实情况。

■ 及时反馈发现的问题并上报医院感染管理科。

2. **重症监护病房**

■ 手卫生设施、用品及医务人员的手卫生符合《医务人员手卫生规范》（WS/T 313—2019）的要求。

■ 有预防呼吸机相关性肺炎、血管导管相关血流感染、导尿管相关尿路感染、多重耐药菌感染等的制度及措施。

■ 开展呼吸机相关性肺炎、血管导管相关血流感染、导尿管相关尿路感染目标性监测，至少每季度进行监测资料的分析与讨论，确保感染预防与控制有效。

■ 了解其前五位的医院感染病原微生物名称及耐药情况。

3. **手术部**

■ 设新型冠状病毒感染者专用手术室。

■ 手术室内布局合理，分区明确，标志清楚，洁污区域分开。

■ 新型冠状病毒感染者用过的手术器械应先消毒，然后再清洁、灭菌。

■ 手术室工作区域在全部工作完毕后，应进行彻底清洁与消毒。

4. **医院消毒供应中心**

■ 应采取集中管理的方式，对所有需要消毒或灭菌后重复使用的诊疗器械、器具和物品由消毒供应中心回收，集中清洗、消毒、灭菌和供应，相应工作符合《医院消毒供应中心　第1部分：管理规范》（WS 310.1—2016）的要求。

■ 消毒供应中心相对独立，周围环境清洁，无污染源。

■ 内部环境整洁，通风、采光良好，分区（辅助区域、工作区域等）明确并有间隔。

■ 有基本消毒灭菌设备、设施。

■ 污染物品由污到洁，不交叉、不逆流。洁、污染物品转移分别有专用通道。

■ 有清洗、消毒及灭菌技术操作规范，并符合《医院消毒供应中心　第2部分：清洗消毒及灭菌技术操作规范》（WS 310.2—2016）的要求。

■ 有清洗、消毒与灭菌质量控制、监测、医务人员防护等的制度与流程，符合《医院消毒供应中心　第3部分：清洗消毒及灭菌效果监测标准》（WS 310.3—2016）的要求，并落实。

- 消毒供应中心清洗、消毒与灭菌效果监测落实到位，并有原始记录与监测报告。
- 消毒供应中心人员知晓相关制度、本岗位职责、操作技能。
- 消毒供应中心物流管理宜实行全程信息化管理。

（三）病区工作人员感染防控制度

- 病区所有工作人员在入岗前应按要求做体检，体检合格者方可进岗。
- 工作期间所有工作人员在指定住所住宿，不得擅自离开。
- 每日监测体温及呼吸道症状，如有发热、干咳、乏力等症状应及时报告。
- 对有发热、干咳、乏力等症状的工作人员，要立即离岗，并进行病毒学监测及胸部影像学检查。
- 进入病区要按规范穿戴防护器具，严格遵守各项操作规程。
- 病区工作人员在任何公共场所必须佩戴口罩。
- 离岗工作人员应按要求体检，无异常者居家隔离 7～14 天后方可进入其他岗位工作。

（四）病区感染防控知识培训制度

- 病区所有工作人员入岗前必须参加由医院感染防控部门组织的新型冠状病毒相关知识专项培训。
- 所有工作人员在入岗前必须通过穿、脱防护用品的操作考核。
- 根据疫情进展情况，及时更新培训内容。
- 有通畅渠道使病区工作人员能及时学习到最新防控知识。
- 所培训的内容应能用于指导临床工作。
- 及时督查培训效果，有记录和反馈。
- 疫情期间不得进行人员集中培训。

第五章
门急诊患者照护流程

5

医院是新型冠状病毒肺炎诊治的重要场所，大型综合医院在新型冠状病毒肺炎疫情期间仍需接诊大量常规患者。如何对门急诊就诊患者进行有效的管理，至关重要。

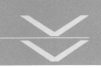

第一节
发热患者分诊规范

一、预检分诊

预检分诊是医疗机构内感染防控的重要环节。

（一）工作要求

工作人员应穿工作服、戴工作帽和医用外科口罩，接触患者前后应立即进行手卫生，门诊分诊预检工作人员着装流程如图 5-1 所示。

（二）上岗前准备

1. 手卫生

预检分诊人员上岗前应首先实施手卫生。

2. 戴帽子、口罩

- 戴帽子：将有松紧带的一面向后，女性注意将碎发都整理入帽子。
- 戴口罩：注意将口罩的防水面朝外，有金属片的一面向上，口罩应完全覆盖口鼻和下巴，用两手食指将口罩上的金属片沿鼻梁两侧按紧，使口罩紧贴面部。

3. 接诊准备

实施手卫生，检查并整理物品摆放，做好接诊准备。

（三）预检分诊任务

1. 用物准备

预检分诊护士在充分做好个人防护的同时，准备好红外线测温仪、体温计、一次性口罩、快速手消毒剂、发热登记本，严格按照岗位职责和工作流程做好分诊工作。

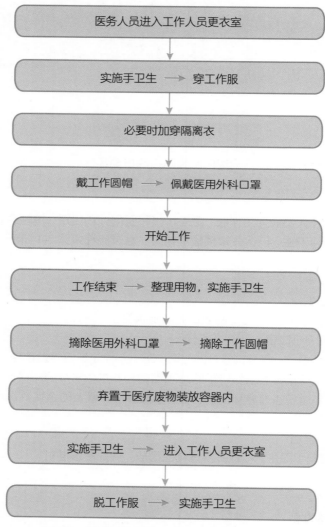

图 5-1 门诊预检分诊工作人员着装流程

2．工作流程

预检分诊护士应常规地对每一位患者有无发热、有无呼吸道感染症状、流行病学史进行调查。认真询问其流行病学史及临床症状，做好登记。对每一位患者监测体温，及时发现传染病患者及疑似患者。对随行家属也进行疫区病史、与疫区人员接触、发热及上呼吸道症状询问，登记完毕并签字备存。初筛发热患者中，有呼吸道症状、疫区接触史、双肺病变中任何一项者，在做好防护的前提下，由专人将该患者送至发热门诊就诊，劝离陪同家属或者将其引导到发热门诊就诊排查。新型冠状病毒肺炎发热患者就诊、门诊预检分诊、急诊检验（预检）分诊具体流程见图5-2、图 5-3 和图 5-4。

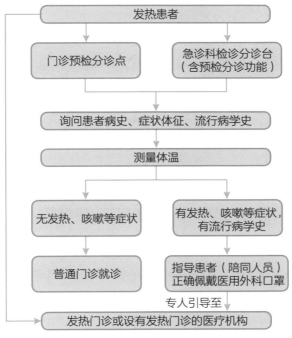

图 5-2　新型冠状病毒肺炎发热患者就诊流程

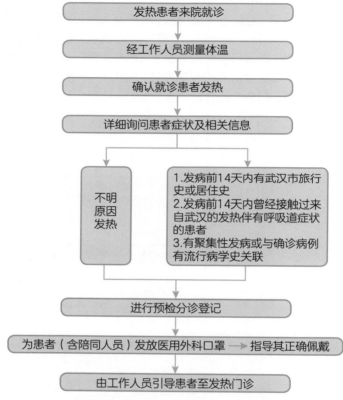

图 5-3　新型冠状病毒肺炎发热患者门诊预检分诊流程

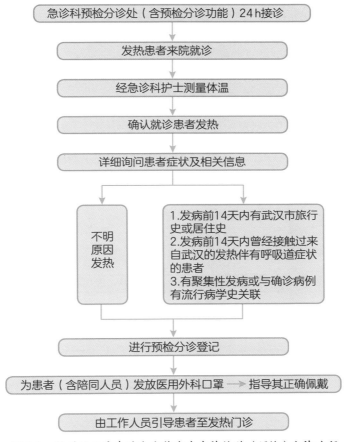

图 5-4　新型冠状病毒肺炎发热患者急诊检验（预检）分诊流程

3．患者防护

预检分诊处工作人员需为不明原因发热的患者及疑似患者免费发放口罩并佩戴好，由专人引导至发热门诊检查，按照院感质控要求进行处理。

■ 为普通发热患者佩戴外科口罩，引导其去发热门诊就诊。

■ 对于有发热、呼吸道感染症状、有流行病学史，高度可疑的呼吸道传染病患者，给予佩戴医用外科口罩，在工作人员做好防护的前提下安排专人护送患者至发热门诊就诊，提前电话通知发热门诊，与发热门诊做好交接并且记录备案。

4．患者转运与诊疗

■ 接触疑似新型冠状病毒肺炎患者的医务人员或者护送人员，佩戴医用防护口罩（N95），穿一次性防护隔离衣和消毒防护雨靴。相关工作流程可参考图 5-5、图 5-6 和图 5-7。

■ 接触疑似新型冠状病毒肺炎患者，分诊护士按照规定做好区域消毒，并接受医院感染办的防控指导。

■ 确诊或疑似新型冠状病毒肺炎的患者中，危重症患者需要单独安置在急诊隔离病室或者隔离区域治疗。

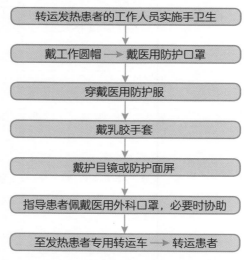

转运发热患者的工作人员实施手卫生

戴工作圆帽 → 戴医用防护口罩

穿戴医用防护服

戴乳胶手套

戴护目镜或防护面屏

指导患者佩戴医用外科口罩，必要时协助

至发热患者专用转运车 → 转运患者

图 5-5　新型冠状病毒肺炎发热患者转运工作流程

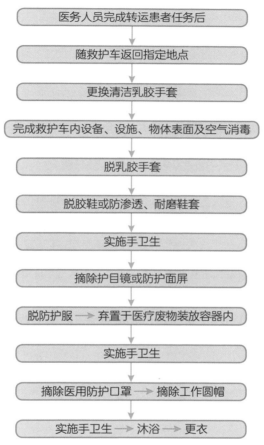

图 5-6　转运新型冠状病毒肺炎发热患者的医务人员脱防护用品流程

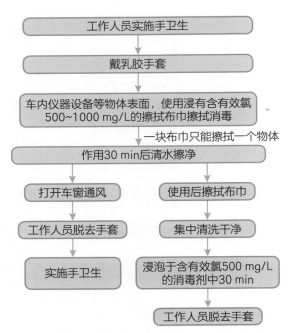

图 5-7　新型冠状病毒肺炎发热患者专用转运车清洁消毒流程

5. 卫生教育

对就诊患者及其陪同人员积极开展教育，使其了解新型冠状病毒的防护知识，指导其正确洗手，正确采用咳嗽礼仪，正确进行医学观察和居家隔离等。

二、发热门诊

（一）工作要求

发热门诊医务人员应落实卫生防护措施，具体的穿戴及脱防护用品的操作流程，参考本书第七章职业防护中的内容（图 7-17、图 7-18）。

在不同场景中，具体要求如下：

1. 发热门诊医务人员进入诊疗区前

■ 实施手卫生，检查物品（帽子、医用外科口罩、隔离衣）外包装和有效期。

54

- 戴帽子、口罩。
- 穿隔离衣：可穿一次性隔离衣或布质隔离衣，一次性隔离衣使用后应投入感染性医疗废物容器；重复使用的布质隔离衣投入指定回收容器，经规范处置后重复使用。
- 戴手套。
- 防护用品穿戴完毕后应进行检查。

2. 医务人员离开诊疗区，脱除防护用品
- 脱手套，投入感染性医疗废物容器。
- 实施手卫生。
- 脱隔离衣：脱除过程中手始终接触隔离衣内侧面。
- 摘除帽子、口罩，投入感染性医疗废物容器，再次实施手卫生。

3. 医务人员进入发热门诊留观室或病室前
医务人员开展诊疗工作应当执行标准预防。要正确佩戴医用外科口罩或医用防护口罩，戴口罩前和摘口罩后应当洗手或进行手卫生。进出发热门诊和留观病房，严格按照《医务人员穿脱防护用品的流程》要求，正确穿脱防护用品（病室入口处应设有缓冲区，防护用品储备充足，存放整齐）。
- 先实施手卫生。
- 检查物品包装和有效期，拆除医用防护口罩包装后投入生活垃圾容器。
- 戴医用防护口罩，并进行闭合性测试。
- 戴帽子。
- 穿医用防护服。
- 戴护目镜。
- 戴乳胶手套。
- 必要时可戴防护面屏、穿防水靴、戴双层手套。
病室内使用的检查器具应专人专用，用后消毒并放回原位。

4. 离开病室时，规范脱除防护用品
- 摘外层手套、护目镜，放入指定回收容器。
- 脱防护服，拉开防护服拉链，摘除手套，以手接触防护服内侧面，脱除防护服全过程应始终保持接触防护服的内侧面，脱除后的防护服应投入感染性医疗废物容器。
- 实施手卫生，摘帽子、口罩，投入感染性医疗废物容器。

（二）患者管理

1．及时隔离

对疑似或确诊患者及时进行隔离，按照指定规范路线由专人引导进入隔离区。

2．患者衣物的保管

患者进入病室前更换患者服，个人物品及换下的衣服集中消毒处理后，存放于指定地点由医疗机构统一保管。

3．患者防护措施

工作人员需指导患者正确选择、佩戴口罩，正确采用咳嗽礼仪和进行手卫生。

4．活动的限制

对于被隔离的患者，原则上其活动限制在隔离病房内，减少患者的移动和转换病房。若确需离开隔离病房或隔离区域，应当采取相应措施如佩戴医用外科口罩，防止患者对其他患者和环境造成污染。

三、普通诊区、病区

（一）基本要求

根据新型冠状病毒肺炎疾病病原学特点有针对性地做好普通诊区、病区的患者管理。

具体要求，如下：

■ 门急诊患者聚集区域应保持良好通风，指导就诊者和陪护人员佩戴口罩。

■ 接诊医生应戴医用外科或医用防护口罩，规范实施手卫生，诊室应保持良好通风。

■ 普通病区应保持良好通风，落实医疗机构消毒、隔离相关技术规范。

■ 收治老年患者、儿童患者和孕产妇等易感人群的病区，应结合收治患者的特点，做好针对性的感染防控工作。

（二）患者管理

1．及时发现发热患者

■ 在日常的诊疗护理过程中，加强对普通病区住院患者的病情观察，及时发现患者体温、脉搏、呼吸、血压等生命体征变化。

- 对于无明确诱因的发热、提示可能罹患传染病的患者，或者虽无发热症状，但呼吸道等症状明显、罹患传染病可能性大的患者，都要立即进行实验室检测和影像学检查。

- 结合检查结果，进一步询问其流行病学史，怀疑为新型冠状病毒肺炎疑似病例的，要立即转入普通病区隔离病室。

2. 加强隔离病室管理

- 隔离病室应当满足单间隔离要求，主要用于安置本病区住院患者中发现的符合病例定义的新型冠状病毒肺炎疑似病例。

- 在加强对隔离疑似病例治疗的同时，组织院内专家会诊或主诊医师会诊。

- 存在考虑疑似病例的患者，应在 2 h 内进行网络直报，并采集呼吸道或血液标本进行新型冠状病毒核酸检测。尽快将患者转运至定点医院，进行规范治疗。

- 隔离病室专人负责，诊疗物品专室专用。

四、 分诊流程

（一）发热门诊就诊患者

1. 第一步：询问流行病学史

- 发病前 14 天内有武汉市或其他有本地病例持续传播地区的旅行史或居住史。

- 发病前 14 天内曾接触过来自武汉市或其他有本地病例持续传播地区的发热或有呼吸道症状的患者。

- 有聚集性发病或与确诊病例、轻症病例和无症状感染者有流行病学关联。

2. 第二步：测体温

3. 第三步：诊疗分流过程

- 根据病情，完成检查：血常规、血生化及肺部 CT（专人引导）。

- 有流行病学史及发热等上呼吸道症状，有肺部特征性影像学改变（呼吸科及影像科会诊后），不取样，联系转定点救治医院。任何人不得私自联系 120 或让患者自行到定点救治医院。

- 有流行病学史及发热等上呼吸道症状，没有肺部特征性影像学改变

（或呼吸科及影像科会诊后），进行咽拭子等取样，并告知二次取样时间，发放二次取样时间告知书，要求患者签名，居家隔离。

■ 居家隔离患者由门诊互联网医院进行随访跟踪。

（二）门急诊就诊患者

1. 第一步：询问流行病学史

   同发热门诊就诊患者。
2. 第二步：测体温
3. 第三步：诊疗分流过程

   如有发热等上呼吸道症状，同时具有流行病学史或可疑，由门急诊专人负责护送患者到发热门诊。

（三）住院及急诊抢救室患者

1. 住院患者

   住院期间，患者出现发热，合并早期白细胞总数正常或降低，或淋巴细胞计数减少，可完善肺部 CT 检查，并请呼吸科会诊，如为疑似病例，由专人联系转至定点救治医院，或排除。
2. 急诊抢救室患者

   入院/入室时询问流行病学史，并测量体温，如存在流行病学史及发热等上呼吸道症状，在病情允许的情况下，应由病区专人护送到发热门诊；如病情不允许，请呼吸科等会诊。如考虑为疑似病例，由专人联系转至定点救治医院，或排除。

第二节
疑似患者处置流程

医疗机构应根据《新型冠状病毒感染的肺炎诊疗方案（试行第五版修正版）》建议，结合流行病学史（发病前 14 天内疫区旅居史、与有疫区旅居史者接触史、聚集性发病、感染者有流行病学关联，四项中有任何一项）及临床表现（发热和/或呼吸道症状、典型影像学改变、发病早期白细胞总数正常/减少或淋巴细胞计数减少，三项中有任何两项）进行疑似病例诊断。

疑似病例的处置流程如图 5-8 所示。

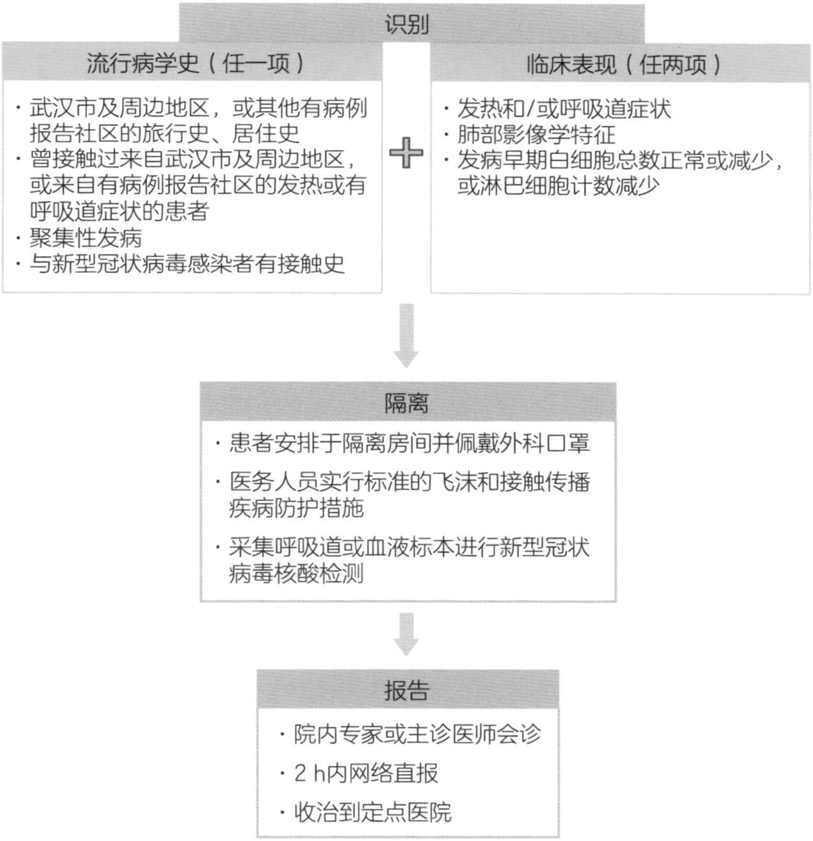

识别	
流行病学史（任一项）	**临床表现（任两项）**
· 武汉市及周边地区，或其他有病例报告社区的旅行史、居住史 · 曾接触过来自武汉市及周边地区，或来自有病例报告社区的发热或有呼吸道症状的患者 · 聚集性发病 · 与新型冠状病毒感染者有接触史	· 发热和/或呼吸道症状 · 肺部影像学特征 · 发病早期白细胞总数正常或减少，或淋巴细胞计数减少

隔离
· 患者安排于隔离房间并佩戴外科口罩 · 医务人员实行标准的飞沫和接触传播疾病防护措施 · 采集呼吸道或血液标本进行新型冠状病毒核酸检测

报告
· 院内专家或主诊医师会诊 · 2 h内网络直报 · 收治到定点医院

图 5-8 疑似患者处置流程图

一、早期识别和感染源控制

落实首诊负责制，切实做到早发现、早报告、早隔离、早治疗和集中救治。

临床识别包括尽早识别患者并立即将其与其他患者分开安置（感染源控制），这是快速识别疑似感染患者并进行适当隔离和护理的一项重要措施。

为了促进及早发现疑似病例，医疗机构应做到以下几点：

▨ 鼓励医务人员将临床怀疑程度提高。

▨ 查阅相关机构档案。

▨ 在公共区域张贴告示牌，提醒有症状的患者告知医护人员。

二、 实施隔离措施

各级各类医疗机构医务人员发现符合病例定义的疑似病例后，应立即进行隔离治疗。 在确保转运安全前提下，尽快将疑似患者转运至定点医院。 患者/疑似患者隔离与限制指引见表 5-1。

表 5-1　患者/疑似患者隔离与限制指引

类别	策略	实践操作注意事项
环境要求	1. 应有清洁区、潜在污染区、污染区、污染通道及洁净通道	三区明确，区域流向由洁向污，不可逆行； 同分区需有物理隔断且有明确标志
	2. 单间隔离(优先策略)：确诊患者集中隔离，疑似患者集中隔离(替代策略) 3. 确保环境、物品清洁并经过消毒 4. 医疗废物	隔离病房每间病室＜4 人，床间距不少于 1.1 m； 配有独立卫生间； 配有手卫生设施； 尽可能减少不必要的物品(例如窗帘等可以拆卸) 按照消毒指引清单执行； 隔离区域物品专用，禁止与其他病区混用 医疗废物双层黄色医疗废物袋扎口统一回收
患者/疑似患者要求	限制活动范围	尽量不设陪护或减少陪护； 患者转运路径明确(污染通道进出)； 患者外出佩戴 N95 口罩或医用外科口罩； 患者出院后执行消毒指引
医护人员要求	进入隔离区做好个人防护，按照通道进出	医务人员进行个人防护

疑似患者应与其他患者分开安置，并迅速采取额外的感染防控措施（接触和飞沫隔离）。

（一）接触和飞沫隔离预防措施

新型冠状病毒肺炎疑似患者的接触和飞沫隔离预防措施。
具体要求如下：

- 除标准预防措施外，所有个人，包括家庭成员、访客和医务工作者应采取接触和飞沫隔离预防措施；限制与疑似患者接触的医务人员、家属和来访者的数量；记录所有进入患者房间的人员，包括所有工作人员和访客。
- 将患者放在通风良好的单人间。普通病房自然通风应达到每位患者 160 L/s；如果没有单间，将疑似患者集中放置，病床间隔至少 1 m；定期清洁和消毒患者接触的物体表面。
- 尽可能安排专门的医护人员进行诊疗护理，以减少由于感染控制措施不到位而造成传播的风险。
- 使用医用外科口罩（确保口罩紧贴面部，当口罩潮湿或被分泌物污染时应及时丢弃）；佩戴眼部/面部防护用品（如护目镜或面罩）；穿戴清洁的、非灭菌的、长袖的防渗隔离衣；戴手套。
- 使用一次性物品或专用设备（如听诊器、血压计袖带和温度计）。如果患者间需要共用设备，在患者每次使用之后进行清洁和消毒。
- 避免用可能被污染的手触摸眼睛、鼻子或嘴巴。
- 除非医疗必要，否则避免将患者移动和运送到病房或治疗区域外。使用指定的便携式 X 射线设备和/或其他重要的诊断设备。如果需要转运，请使用预定的运输路线，以最大限度地减少对工作人员、其他患者和来访者的接触，并为患者佩戴医用口罩。
- 确保运送患者的医务人员穿戴适当的防护用品，并保持手部卫生；在患者到达之前尽快通知接收单位采取必要的预防措施。

（二）空气隔离预防措施

某些气溶胶生成的操作过程与增加冠状病毒传播的风险有关，例如气管插管、无创通气、气管切开、心肺复苏，插管前要进行手动通气和支气管镜检查。

因此，执行可能产生气溶胶的操作时要注意：

■ 使用具有相同防护性能的防微粒口罩，如 N95、FFP2 口罩或等效产品；戴上一次性微粒呼吸防护器时，务必执行密封检查。如果佩戴者的面部有毛发（如胡须），可能会影响面罩的正确佩戴。

■ 眼部防护，如护目镜或面罩。

■ 穿戴干净、无菌的长袖隔离衣和手套；如果隔离衣不防渗漏，可使用防水围裙，以防体液渗入隔离衣。

■ 在通风良好的房间内进行操作；自然通风时空气流量至少保证每位患者 160 L/s，负压病房则每小时至少要进行 12 次换气，并使用机械通风控制气流方向。

■ 将房间中的人数限制在患者所需护理和支持的绝对最低限度。

（三）疑似患者隔离措施的解除标准

新型冠状病毒肺炎疑似患者连续 2 次呼吸道病原核酸检测呈阴性（采样时间至少间隔 1 天），隔离措施方可排除。

三、收集和处理实验室标本

实验室检查的所有标本均应视为具有潜在传染性，收集或运输临床标本的医务人员应严格遵守标准预防措施，以最大限度地减少暴露于病原体的可能性。

■ 确保收集标本的医务人员使用正确的个人防护装备（护目镜、医用口罩、长袖隔离衣、手套）。如果样品是通过产生气溶胶操作收集的，则操作人员应佩戴防颗粒口罩（如 N95、FFP2 口罩或等效产品）。

■ 确保所有运输标本的人员都接受过安全处置规范和标本溢出处理程序的培训和指导。

■ 将要运输的标本放在防渗漏标本袋（标本外面套的第二个容器）中，该包装袋有一个单独分开的密封标本袋（如生物危害塑料标本袋），将患者的标签贴在标本容器（主容器）上，并且有字迹清晰的实验室申请单。

■ 确保医疗保健机构的实验室根据所处理生物标本的类型，遵守正确的生物安全规范和运输要求。

- 尽可能手工面对面交付所有生物样本。请勿使用电气管系统运送标本。
- 在随附的实验室申请单上清楚记录疑似患者的全名和出生日期。运送标本的同时通知实验室准备接收。

四、完善病例发现和报告

提高医疗机构对新型冠状病毒肺炎病例的诊断和报告意识，对于不明原因发热、咳嗽等症状的病例，应注意询问发病前 14 天的旅行史或可疑暴露史，增加"咳嗽次数""胸闷询问"等其他筛查方式和引导询问方式，提高患者检出率。

- 对于符合流行病学史和临床表现的新型冠状病毒肺炎疑似病例、确诊病例，应于 2 h 内进行网络直报。疾控机构在接到报告后应立即调查核实，于 2 h 内通过网络完成报告信息的三级确认审核。
- 不具网络直报条件的应当立即向当地县（区）级疾控机构报告，并于 2 h 内寄送传染病报告卡，县（区）级疾控机构接到报告后立即进行网络直报。
- 负责网络直报的机构应根据实验室检测结果、病情进展，24 h 内对病例诊断类型、临床严重程度等信息进行更正。

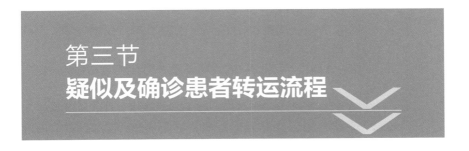

第三节

疑似及确诊患者转运流程

为确保新型冠状病毒肺炎病例转运工作顺利开展，有效降低病例转运过程中的传播风险，遏制疫情扩散和蔓延，根据《医疗机构消毒技术规范》（WS/T 367—2012）有关要求，结合疫情特点，国家卫生健康委员会组织制定了《新型冠状病毒感染的肺炎病例转运工作方案（试行）》。本节中疑似及确诊患者的转运流程参考此方案执行。

一、转运规范

（一）基本要求

■ 各级卫生健康行政部门统筹负责辖区内新型冠状病毒肺炎病例转运的指挥调度工作。疑似病例和确诊病例都应转运至定点医院集中救治。医疗机构发现新型冠状病毒肺炎病例时，需向本地卫生健康行政部门报告，由市级卫生健康行政部门组织急救中心将病例转运至定点救治医院，并做好转运过程中的交接记录。

■ 急救中心应当设置专门的区域停放转运救护车辆，配置洗消设施，配备专门的医务人员、司机、救护车辆负责新型冠状病毒肺炎患者的转运工作。

■ 医疗机构和急救中心应当做好患者转运交接记录，并及时报上级卫生健康行政部门。

（二）转运要求

运送患者应使用专用车辆，并做好运送人员的个人防护和车辆消毒。

■ 转运救护车辆车载医疗设备（包括担架）专车专用，驾驶室与车厢严格密封隔离，车内设专门的污染物品放置区域，配备防护用品、消毒液、快速手消毒剂。

■ 医务人员穿工作服、隔离衣、戴手套、帽子、医用防护口罩；司机穿工作服，戴外科口罩、手套。

■ 医务人员、司机转运新型冠状病毒肺炎患者后，须及时更换全套防护物品。

■ 转运救护车应具备转运呼吸道传染病患者的基本条件，尽可能使用负压救护车进行转运。转运时应保持密闭状态，转运后对车辆进行消毒处理。转运重症病例时，应随车配备必要的生命支持设备，防止患者的病情在转运过程中进一步恶化。

■ 医务人员和司机的防护车辆、医疗用品及设备消毒，污染物品处理等按照《医院感染管理办法》《消毒技术规范》及相关规定执行。

■ 救护车返回后须严格消毒方可再转运下一例患者。

（三）工作流程

1. 转运流程

穿、戴防护物品→出车至医疗机构接患者→患者戴外科口罩→将患者安置于救护车→将患者转运至接收医疗机构→车辆及设备消毒→转运下一例患者。

2. 穿戴及脱摘防护物品流程

- 穿戴防护物品流程：

  洗手或手消毒→戴帽子→戴医用防护口罩→穿工作服→穿隔离衣→戴手套。

- 脱摘防护物品流程：

  摘手套→洗手或手消毒→脱隔离衣→洗手或手消毒→摘口罩、帽子→洗手或手消毒。

3. 医务人员、司机下班注意事项

- 医务人员、司机下班前进行手卫生→淋浴、更衣。

4. 救护车清洁消毒

- 空气：开窗通风。

- 车厢及其物体表面：使用过氧化氢喷雾或含氯消毒剂擦拭消毒。

二、 院内外转运

（一）院内转运

- 转运人员必须做好个人防护，根据拟诊疾病类型戴口罩、手套，必要时穿戴隔离衣及防护面罩。

- 保持患者气道畅通。

- 规范转运路线，尽量避免经过人员密集区域；尽量减少随行人员；必要时使用负压转运仓进行转运。

- 危重症患者由医务人员转运至感染性疾病科病房或者 ICU 时，转运前告知接收科室做好相应防护准备。

院内转运工作流程，如图 5-9 所示。

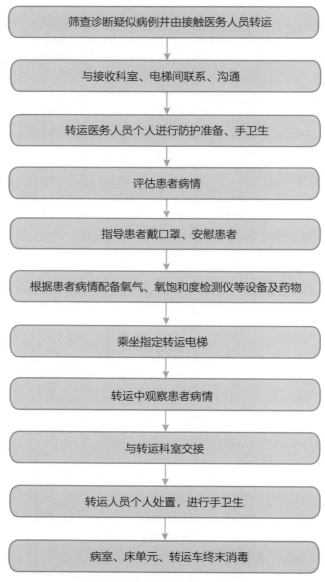

图 5-9　新型冠状病毒肺炎疑似病例的院内转运流程

（二）院外转运

患者转入传染病专科医院或者定点医院治疗，需要通过医院感染管理部门与目标医院对接，并告知目标医院患者的情况，由具备传染病转运能力的急救车进行转运。

建议有条件的单位可购置带负压的密闭式转运仓，以便在院内和院外转运中发挥作用。

三、注意事项

■ 转运时应当在患者上车前关闭驾驶室与医疗舱之间的窗门，开启车窗通风或排风扇通风，冬天应注意保温。

■ 使用负压救护车或负压隔离仓转运患者时，在开启负压装置时医疗舱应保持密闭状态，并确保医疗舱或负压隔离仓负压处于正常区间。到达指定医院后与接诊医师交接病情后返回，并进行个人与车辆消毒。

■ 转运途中医用防护口罩遇污染或潮湿应及时更换。手套、隔离衣破损或被患者血液、体液、污物污染时应及时更换。脱下的污染防护用品应放入黄色垃圾袋内。

■ 转运途中急救人员不应吃东西、饮水、抽烟、如厕，不能用手触摸眼睛、口、鼻等。

■ 佩戴眼镜的人员在进入清洁区前应用酒精棉片擦拭消毒眼镜。

■ 转运急救车辆及车载医疗设备和担架等应专车专用，驾驶室与医疗舱密封隔离；确诊病例、疑似病例一车一人隔离转运。

第四节
其他特殊情况处置流程

一、 急诊外科手术流程

（一）接诊

■ 落实预检分诊制度，询问患者病史，测量患者体温，查看肺部 CT 检查结果。 其中重点询问患者的旅行史，有无疫区或确诊及可疑患者接触史、家庭成员的症状、工作环境、个人症状等。 在临床表现方面，除了咳嗽、发热、鼻塞、流涕等上呼吸道感染的症状，还要注意结膜炎以及腹泻的症状。 重型病例可出现活动后气急、发绀甚至呼吸困难、呼吸窘迫以及脓毒性休克。

■ 若患者有发热（体温＞37.3 ℃）、肺部磨玻璃样改变（由麻醉医生或手术医生确认）、咳嗽等症状和体征，纳入疑似新型冠状病毒感染手术患者处理流程。

■ 接到确诊或者疑似新型冠状病毒肺炎的患者需要急诊手术的通知后，值班人员应向医院的院感管理部门汇报，并逐级上报，相关流程如图 5-10 所示。

（二）处理

针对临床上已经确诊或者疑似新型冠状病毒肺炎的患者，需要进行急诊手术治疗时的围术期的感染控制措施。

1. 术前准备

■ 手术间准备。

医护人员应准备感染手术间，通知层流工程技术员，及时检查，必要时更换负压手术间高效过滤器。 感染手术间应为负压手术间，如果没有，建议关闭正压或空调。

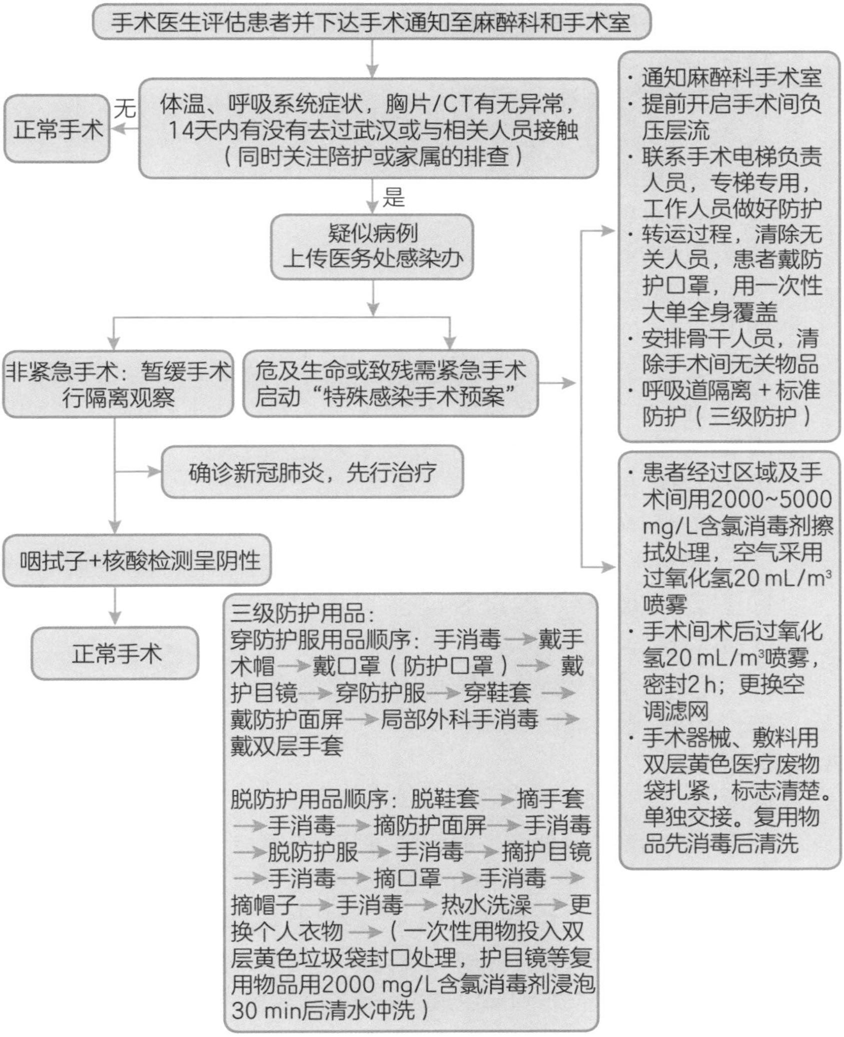

手术医生评估患者并下达手术通知至麻醉科和手术室

体温、呼吸系统症状，胸片/CT有无异常，
14天内有没有去过武汉或与相关人员接触
（同时关注陪护或家属的排查）

无 → 正常手术

是

疑似病例
上传医务处感染办

非紧急手术：暂缓手术
行隔离观察

危及生命或致残需紧急手术
启动"特殊感染手术预案"

确诊新冠肺炎，先行治疗

咽拭子+核酸检测呈阴性

正常手术

三级防护用品：
穿防护服用品顺序：手消毒→戴手术帽→戴口罩（防护口罩）→戴护目镜→穿防护服→穿鞋套→戴防护面屏→局部外科手消毒→戴双层手套

脱防护用品顺序：脱鞋套→摘手套→手消毒→摘防护面屏→手消毒→脱防护服→手消毒→摘护目镜→手消毒→摘口罩→手消毒→摘帽子→手消毒→热水洗澡→更换个人衣物（一次性用物投入双层黄色垃圾袋封口处理，护目镜等复用物品用2000 mg/L含氯消毒剂浸泡30 min后清水冲洗）

· 通知麻醉科手术室
· 提前开启手术间负压层流
· 联系手术电梯负责人员，专梯专用，工作人员做好防护
· 转运过程，清除无关人员，患者戴防护口罩，用一次性大单全身覆盖
· 安排骨干人员，清除手术间无关物品
· 呼吸道隔离＋标准防护（三级防护）

· 患者经过区域及手术间用2000~5000 mg/L含氯消毒剂擦拭处理，空气采用过氧化氢20 mL/m³喷雾
· 手术间术后过氧化氢20 mL/m³喷雾，密封2 h；更换空调滤网
· 手术器械、敷料用双层黄色医疗废物袋扎紧，标志清楚。单独交接。复用物品先消毒后清洗

图 5-10　新型冠状病毒肺炎防控期间紧急手术处理流程

按照手术类型备齐麻醉、手术相应的药品及器械，除此之外，还需准备好防护穿戴设备和消毒设施。

■ 术前评估。

除了常规评估外，麻醉医师应重点关注患者的肺部感染情况及全身状态。对于重症患者，应与带有隔离措施的 ICU 病房的医务人员提前进行联系。

■ 人员防护。

在接触患者前，医护人员应按照三级防护措施进行穿戴防护。非全麻手术患者应佩戴外科口罩。

■ 转运通道准备。

医院应配有专用的手术电梯，完全消毒前禁止其他手术患者使用。

■ 手术人员配备。

应配备经验丰富的麻醉与手术护理力量，已进入感染手术室的人员尽可能不外出，外面的人员与手术室内的人员在缓冲间内负责内外物品的传递。

■ 手术间周围环境。

疑似/确诊病例患者在手术期间，术前应关闭好缓冲间，手术间呈现负压值（－5 Pa 以下）状态可实施手术。

■ 人员教育。

相关人员应接受心理辅导，克服恐惧心理，并加倍重视自身防护，应尽量避免被锐器损伤。

2. 麻醉实施

■ 麻醉方式。

对于确诊或疑似新型冠状病毒肺炎的患者建议以全身麻醉为主，以减少经患者口鼻呼吸的空气及飞沫传播。

在做好气道保护的前提下，可以根据实际情况采取其他麻醉方式。剖宫产感染患者仍推荐以椎管内麻醉为主要麻醉方式，可建议患者佩戴医用防护口罩以减少病毒空气传播。

■ 全麻诱导。

建议采用快速诱导，对于术前有困难气道可能的患者应准备好相应的插管工具，尽可能使用带有一次性喉镜片的可视喉镜，并用保护套保护显示器及镜柄。

在麻醉诱导预充氧阶段，建议使用 2 块湿纱布将患者的口鼻盖住，然后进行面罩通气。应一次性使用足量肌松药，防止患者插管时出现呛咳。

术中推荐使用人工鼻，有证据表明人工鼻的使用可以有效地预防麻醉机不受细菌和病毒的污染，注意每 3～4 h 应进行更换。

触碰患者应更换手套后再接触其他手术间物品，如麻醉机、麻醉车等，以减少病毒的传播。

■ 麻醉恢复。

建议术毕送 ICU 隔离病房，待病情稳定、麻醉药物充分代谢后拔管。

没有条件的医院，应在感染术间待患者麻醉药物充分代谢后拔管，拔管前应用 2 块纱布盖住患者口部，尽可能减少患者拔管时呛咳所产生的喷溅。

3. 患者转运

■ 在患者转运过程中，由手术间外的巡回护士和麻醉医师穿戴好防护设备后，对患者采用一次性手术大单全身覆盖，由专用电梯送至病房并做好交接工作。

■ 应由专人提前疏通转运通道，减少无关人员暴露。

■ 如患者已拔管或未插管，在情况允许的情况下，建议给患者佩戴医用防护口罩。

4. 终末消毒

参照本书第四章新型冠状病毒肺炎隔离病区建设中有关医院感染的控制与预防制度的相关内容。

（三）加强个人防护

1. 建立三级防护机制

在新型冠状病毒流行期间，择期手术须进行 2 次筛查（病房和手术室各 1 次）。发现疑似或确诊病例，取消手术或延期手术。对于急诊疑似或确诊病例、危及生命体征的患者方可实施手术，手术室应建立三级防护机制，手术医生与洗手护士实施三级防护；麻醉医生可采用二级防护，但头面部应加戴面屏，防止气管插管时感染；巡回护士可采用二级防护，杜绝参观人员进入该手术间。

2. 建立标准预防流程

在新型冠状病毒流行期间，因病毒潜伏期长，且在潜伏期具有传染性，因此标准预防措施落实非常重要。

- 病毒对过氧化氢、过氧乙酸、紫外线和 56 ℃以上热度敏感，空气消毒方式根据医院条件进行合理选择。
- 每日对手术室环境进行无死角终末消毒，消毒范围不仅仅在洁净区落实，办公区也要落实，并需要增加消毒频次。洁净区走廊与辅间每日 4 次以上，手术间每日大于当日手术台次。办公区每日进行 1 次空气消毒，2 次物表、地面消毒等。
- 使用含氯消毒剂进行物表消毒时需增强有效浓度（1000～2000 mg/L）。
- 负压手术间应及时更换高效过滤器。

3. 建立医务人员"医学观察"管理方案

参与确诊新型冠状病毒感染手术的医务人员进行"医学观察"2 周；观察期间根据感染新型冠状病毒的临床症状与体征，每日监测体温、呼吸情况，并填写专用表格，上报主管部门；观察期间若出现异常，要及时就医。

二、孕产妇照护流程

（一）接诊发热孕妇及疑诊患者流程

1. 预检分诊

发热及疑似孕妇首先进行预诊分诊，测量体温并由专门人员指引到发热门诊就诊。

2. 筛查

- 仔细询问患者的现病史及疫区居住、旅行史、相关疫区人员接触史。
- 发病前 14 天内有武汉市旅行史或居住史；或发病前 14 天内曾接触过来自武汉的发热伴有呼吸道症状的患者，或有聚集性发病；或 72 h 以内的急性发热，不伴流感样症状，且未证实其他病因者，进行进一步筛查流程。
- 发热患者要进行以下检测：痰/咽拭子的核酸检测、血常规、尿常规、血气、肝肾功能、CRP、PCT、CK＋肌红蛋白、凝血功能及胸部 CT。并告知患者进行胸部 CT 的必要性及进行必要的腹部防护。

- 发热门诊请产科医生会诊并进行产科检查、超声检查，孕期超过 28 周的孕妇进行胎心监护，必要时行超声血流频谱测定评估胎儿宫内安危。
- 对于筛查出的阳性病例上报本单位新冠肺炎疫情防控组，并逐级上报。

3. 处理

- 对于急性发热（72 h 内，体温＞37.5 ℃）且肺部影像学正常者，若外周血淋巴细胞绝对值小于 $0.8 \times 10^9/L$，或出现 CD_4 及 CD_8 T 细胞计数明显下降者，如果核酸检测未呈现阳性，胎儿宫内状态稳定，可以居家隔离，密切观察，隔离期间注意胎儿宫内状态。
- 若有产科指征可住院观察，无住院观察条件及抢救早产新生儿的医院应尽快转入有条件的上级定点诊治医疗机构或当地孕产妇抢救中心。
- 确诊的重症或危重症患者立即转入重症监护病房或转入上级定点诊治医疗机构。
- 所有住院患者住院期间佩戴 N95 口罩。

（二）发热、疑诊及确诊孕妇的转诊

1. 转诊指征

接诊单位不具备高危孕产妇及早产新生儿抢救能力，或患者病情不稳定、为重症或危重症患者，接诊单位无 ICU 及多学科会诊条件。

2. 转诊流程及必备条件

- 由本单位主任或主任医师级别人员评估病情以确定需要转诊。
- 由本单位医务科或新冠肺炎疫情防控组相关负责人和上级医院或拟转诊医院的医务科或新冠肺炎疫情防控组相关负责人员进行沟通，协调接诊事宜并书面进行病情介绍。
- 转诊陪同人员包括产科医生 1 名、发热门诊医生 1 名、护士 1 名。
- 转诊抢救车除必备设备外，还要配备胎心多普勒听诊仪或连续电子胎心监护仪。另需配备分娩接产包、产钳或胎吸等必要的接产器械和敷料。
- 转诊前告知患者及家属可能出现的风险，签署知情同意书。
- 转诊过程中孕妇采取左侧卧位或半坐位、吸氧并进行连续母儿监护、连续胎心听诊，做好记录并随时处理突发情况。

3. **转诊接诊单位的处理流程**

- 进行人员、设备、药品及防护准备。
- 上报本院新冠疫情防控组相关负责人及科室负责人。
- 开通绿色通道迅速进行母儿情况的评估，并根据病情决定收入发热病房或重症监护病房。
- 收入发热病房的孕妇的治疗方案由发热病房医生及产科医生每日查房确定。
- 收入重症监护病房的孕妇的治疗方案由重症监护病房医生、具有产科副主任医师及以上职称医生每日查房确定，必要时多学科会诊。

4. **关于终止妊娠及产后的建议**

- 所有确诊为新冠肺炎的孕妇应及时送往有隔离产室的临产及分娩单位。
- 所有医护人员必须严格执行"四点保护计划"，其中包括佩戴 N95 口罩、面罩或护目镜，接触任何患者时都要穿防护服，戴上非乳胶手套。"四点保护计划"必须始终贯穿于整个分娩过程中，包括阴道检查、羊膜切开术、应用产钳助产、自然阴道分娩、手术阴道分娩和剖宫产。
- 发热、疑诊及确诊孕妇的终止妊娠的时机、方式的选择。应根据患者呼吸系统疾病及妊娠孕周、胎儿情况进行综合分析，具体分娩方式由具有产科副主任医师及以上职称医生确定。
- 向患者及家属详细告知病毒感染对患者、胎儿的影响，治疗及药物应用可能带来的潜在致畸风险，同时讨论分娩方式的选择。
- 分娩地点。发热病房中具有呼吸道传染性疾病专用房间或隔离产室或专用手术间。
- 分娩时人员配备。建议组建多学科小组，包括产科医生、护士、新生儿科医生、感染科医生、呼吸科医生以及麻醉科医生，负责助产单位所有新型冠状病毒感染的孕妇，该小组不负责除新型冠状病毒感染的孕妇以外的患者，以免导致医源性感染。
- 有可能进行剖宫产的患者配备专用手术间及专用手术器械。
- 每名孕妇仅允许 1 名人员陪产，陪产人员全程佩戴口罩。
- 产后不允许有访客进入病房探视。
- 产妇出院后，应在家自我隔离、监测症状至少 14 天。

（三）孕产妇管理工作流程

新型冠状病毒流行期间孕产妇管理流程如图 5-11 所示。

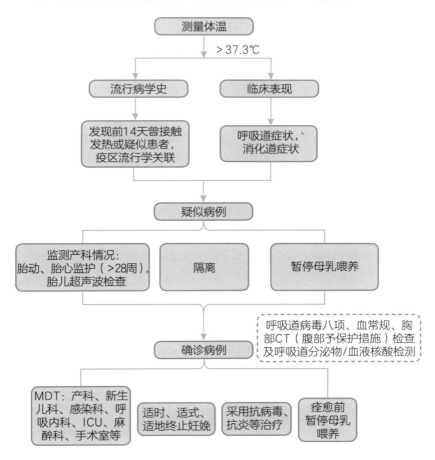

图 5-11　新型冠状病毒肺炎流行期间孕产妇管理流程

三、新生儿照护流程

（一）新生儿的防护建议

- 在分娩过程中，应尽早夹闭和切断脐带，避免母体外周血和羊水的进入，减少垂直传播。
- 妊娠合并新型冠状病毒感染的妇女，产后在痊愈之前应禁止母乳喂养。
- 新型冠状病毒是否可以通过胎盘垂直传播仍不清楚，故应对新生儿进行隔离治疗至少 14 天，同时由于分娩前母体的高热及低氧血症，发生胎儿窘迫、早产等可能性大，新生儿出生后呼吸暂停等发生风险增加，应严密监护。

（二）新生儿的排查

新生儿新型冠状病毒感染的可能途径有：母婴垂直传播、密切接触传播及飞沫传播（家庭成员间、家庭来访者）、医院内获得性感染，故对符合以下任一条者需要进行排查：

- 孕产妇为确诊或高度疑似感染者。
- 孕产妇密切接触的家人中有确诊或高度疑似感染者。
- 新生儿出生后家庭照护人员有确诊和高度疑似感染者。

（三）新生儿的隔离

- 母亲分娩后应由新生儿医师对出生婴儿及时进行健康评估，对出生后一般情况良好的新生儿应立即抱回家，居家隔离。
- 对小于 34 周早产儿或出生后异常儿需要住院，应收至新生儿重症病房隔离，并进行必要的检查和病原学采样，进行病因分析和相应治疗。

（四）疑似/确诊新型冠状病毒肺炎的新生儿收治流程

疑似/确诊新型冠状病毒肺炎的新生儿收治流程如图 5-12 所示。

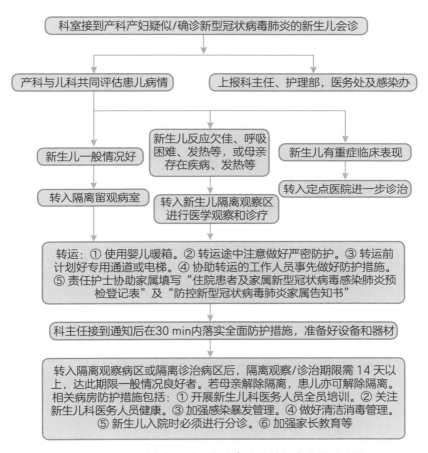

图 5-12　疑似/确诊新型冠状病毒肺炎的新生儿收治流程

四、 血液透析患者照护流程

(一）血液透析患者接诊流程

■ 询问血透患者及家属，是否有接触疫区人员情况，有无发热、咳嗽等呼吸道症状，有无其他非呼吸系统症状：一般状况方面，乏力、精神差等；消化系统方面，如轻度纳差(少食厌食)、恶心呕吐、腹泻等；神经系统方面，如头痛；心血管系统方面，如心慌、胸闷等；眼科方面，如结膜炎；其他方面，如仅有轻度四肢或腰背部肌肉酸痛等。

■ 患者入室前使用体温计测体温，体温超过 37.3 ℃，复测仍高于 37.3 ℃，需至发热门诊排查；若有其他不适随时上报，由发热门诊筛查，可参照发热门诊流程。

■ 从非疫区返回的患者，须检查血常规及 CRP，每日监测体温并记录，透析日需交至血液净化中心。

■ 透析患者及陪护家属进入血液净化中心必须全程佩戴医用口罩（推荐佩戴 N95 口罩），陪同家属最好固定，不要让从外地回来的人员陪同。

■ 有流行病学接触史的疑似患者，予以隔离间 CRRT 治疗或居家腹膜透析，做好隔离防护。待排除后方可回归血液净化中心治疗。

血液透析患者接诊流程如图 5-13 所示。

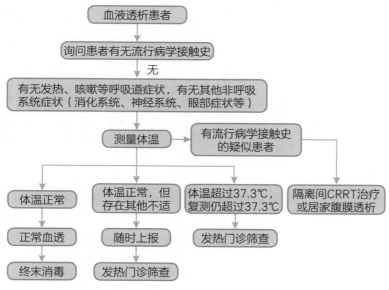

图 5-13　血液透析患者接诊流程

（二）血透后终末消毒

1. 清洁与消毒

严格按照《医疗机构消毒技术规范》，做好医疗器械、污染物品、物体表面、地面等的清洁与消毒。清洁与消毒方法为：

- 护士站、预诊台：使用高水平消毒湿巾消毒擦拭物体表面 2 次/d，或选择 500 mg/L 含氯消毒剂擦拭，消毒剂作用时间 > 10 min。
- 血液透析机器、治疗车等物表无血迹污染时，上机后、透析结束后均使用 500 mg/L 含氯消毒剂擦拭。
- 被患者血液、体液、分泌物等污染物污染的医疗器械、物体、血透机表面等，可使用 1500 mg/L 含氯消毒剂消毒擦拭，消毒剂作用时间 > 30 min，擦拭干净。被污染的地面，用 1500 mg/L 含氯消毒剂喷洒消毒，作用时间 > 30 min，清洁干净。

2. 空气消毒

按照《医院空气净化管理规范》要求进行空气消毒。宜开窗通风，保持空气流通，保证血液净化中心的空气流通；也可用空气消毒机或紫外线灯进行空气消毒。

第六章
住院患者照护措施

6

新型冠状病毒肺炎是一种传染性强、人群普遍易感的呼吸道传染病。该肺炎已被纳入乙类传染病，并采取甲类传染病的管理措施。新型冠状病毒肺炎患者的身心健康受到极大的威胁。本章根据相关参考文献梳理住院患者的临床照护措施，为临床护理人员提供参考。

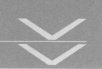

第一节
基础照护

一、病情观察

对于新型冠状病毒肺炎患者进行病情观察，可以判断疾病的发展趋势和转归，有助于及时发现危重症患者病情变化的征象，为疾病的诊断、治疗和护理提供科学依据。

（一）生命体征监测

1. 体温

严密监测患者体温变化，注意患者发热的过程、热型、持续时间以及伴随症状。发热患者根据医嘱给予退热处理。

2. 呼吸

密切监测患者呼吸频率、节律、深度以及呼吸音，有无呼吸急促、呼吸困难，口唇、指（趾）甲末梢有无发绀，加强血气分析和血氧饱和度（SaO_2）的监测。

3. 其他

对于使用无创呼吸机辅助通气的患者，应按医嘱调节吸气压力、呼气压力和吸氧浓度等参数；行气管插管或气管切开需建立人工气道的患者，护理人员需在实施三级防护措施下，采用密闭式吸痰，做好人工气道管理。

（二）意识状态

观察患者有无神志模糊、昏睡和烦躁等。如果患者表现出烦躁不安，则可能提示病情加重，若出现嗜睡昏迷则应采取紧急救治措施。

（三）症状观察

观察患者咳嗽、咳痰、胸闷及呼吸困难等情况，遵医嘱正确实施护理措施。

（四）出入量监测

应密切监测重症患者 24 h 出入量，观察呕吐物及大便次数、性质和量等，关注肾功能、血糖等的变化。

（五）循环功能监测

重症肺炎患者并发循环障碍时可有右心房平均压正常或下降、左心室排出量指数升高、肺小动脉阻力下降等。

（六）实验室检查及其他检查结果

监测患者的动脉血气分析结果，及时判断患者肺通气及换气功能状态、电解质和酸碱平衡，并关注外周血白细胞、淋巴细胞、肝酶、肌酶、肌红蛋白、C 反应蛋白、血沉、降钙素原、D-二聚体情况以及胸部影像学检查结果。

二、 环境与休息

保持病室清洁安静，空气湿润；定时开窗通风，每日通风 2～3 次，每次不少于 30 min。 确诊病例可置同一房间隔离，疑似病例应置单间隔离。 限制患者只在病室内活动，原则上禁止探视、不设陪护。

三、 饮食护理

对于高热及呼吸困难者，进食高营养流质或半流质饮食，如牛奶、蛋羹、面汤等，不能进食的患者可通过静脉补充能量及营养物质。 对于轻症或恢复期的患者，可鼓励进食高蛋白、高维生素、高碳水化合物等易消化的饮食，增强体质，增加抵抗力。

第二节
用药照护

一、 抗病毒药物

目前没有确认有效的抗病毒治疗方法。

（一）种类

根据抗病毒药物的作用机制，目前的抗病毒药物分为穿入和脱壳抑制剂（金刚烷胺）、 DNA 多聚酶抑制剂（阿昔洛韦）、逆转录酶抑制剂（拉米夫定、依法韦仑）、蛋白质抑制剂、神经氨酸酶抑制剂（奥司他韦）、广谱抗病毒药（利巴韦林、干扰素）几类。 针对新型冠状病毒肺炎的临床应用，本部分重点介绍 α-干扰素、洛匹那韦/利托那韦、利巴韦林。

（二）作用

α-干扰素具有抗病毒、抗肿瘤和免疫调节作用。 α-干扰素的免疫调节作用很强，还可增强免疫系统对病毒感染细胞的免疫杀伤活性。 此外，α-干扰素还能增强巨噬细胞的吞噬功能和细胞毒活性。

洛匹那韦/利托那韦片是一种复方制剂，其中的"洛匹那韦"和"利托那韦"分别是两种药。 洛匹那韦是一种蛋白酶抑制剂，可与 HIV 蛋白酶催化部位结合，干扰病毒的装配过程，因此作为抗病毒药使用。 利托那韦也是一种 HIV 蛋白酶抑制剂，但是低剂量的利托那韦还可以通过抑制肝脏代谢，从而提高洛匹那韦的血药浓度。 正是因为这个原因，洛匹那韦通常和小剂量利托那韦联合使用，用来治疗 HIV 感染。 依据之前治疗 SARS 及冠状病毒的临床试验，《新型冠状病毒感染的肺炎诊疗方案（试行第五版 修正版）》推荐使用洛匹那韦/利托那韦。

利巴韦林是广谱强效的抗病毒药物，属合成核苷类药，对许多 DNA 和 RNA 病毒有抑制作用，其机理尚不清楚。

（三）不良反应

α-干扰素雾化吸入暂未见不良反应。

洛匹那韦/利托那韦的不良反应有腹泻、恶心、呕吐、肝功能损害等，同时要注意和其他药物的相互作用。

利巴韦林常见的不良反应有贫血、乏力等，停药后即消失。 较少见的不良反应有疲倦、头痛、失眠、食欲减退、恶心、呕吐等，并可致红细胞、白细胞及血红蛋白下降。

（四）注意事项

- ■ 洛匹那韦/利托那韦目前并不是正式用于治疗冠状病毒感染的药物，其疗效尚未完全获得证明，必须谨慎使用。
- ■ 洛匹那韦/利托那韦不能与利福平、氟替卡松丙酸酯合用。
- ■ 洛匹那韦/利托那韦主要经肝脏代谢。 因此，对有肝损害的患者应小心给药。
- ■ 利巴韦林对严重贫血、肝功能异常者慎用。 同时使用利巴韦林后引起血胆红素增高者可高达 25％。 大剂量可引起血红蛋白下降。长期或大剂量应用利巴韦林，对肝功能、血象有不良影响。

二、 抗菌药物

避免盲目或不恰当使用抗菌药物，尤其是联合使用广谱抗菌药物。

（一）种类

代表药物有莫西沙星或阿奇霉素等。

（二）作用

从不同的角度抑制细菌繁殖或杀灭细菌。

（三）不良反应

不同种类的抗菌药物不良反应不同，部分可导致过敏反应、毒性反应、二重感染、凝血功能障碍、双硫仑样反应、周围神经病变、心脏毒性、肝脏毒性等。

（四）注意事项

- 联合使用抗生素，应严格掌握临床指征。
- 严格掌握抗生素的预防用药知识。
- 不要过分依赖抗菌药物，强调综合治疗、提高机体免疫能力。

三、 中药

本病属于中医疫病范畴，病因为感受疫戾之气，各地可根据病情、当地气候特点以及不同体质等情况，参照《新型冠状病毒感染的肺炎诊疗方案（试行第五版　修正版）》进行辨证论治。

（一）种类

代表药物有：喜炎平注射剂、血必净注射剂、参附注射液、生脉注射液，部分处方可参照《新型冠状病毒感染的肺炎诊疗方案（试行第五版　修正版）》。

（二）作用

益气、固表、化湿、解毒，以达到正气存内、邪不可侵。

（三）不良反应

尚不明确。

（四）注意事项

- 遵医嘱合理用药，勿自行用药。
- 患者用药后需根据临床医生的要求，定期监测。

四、 镇静镇痛药物

接受有创机械通气的患者应使用镇静镇痛药物。

（一）种类

镇静药物最常应用的是苯二氮卓类（咪哒唑仑）和丙泊酚。镇痛药物包括阿片类药物（吗啡、哌替啶、芬太尼、瑞芬太尼、舒芬太尼）、非阿片类中枢镇痛药、非甾体消炎药（NSAIDs）。

（二）作用

镇静镇痛药物具有催眠、抗焦虑的作用，从而减轻疼痛和焦虑，降低机体的耗氧量，增加人机配合，改善肺通气。

（三）不良反应

不同种类的镇静镇痛药物不良反应不同，如咪哒唑仑剂量过大或快速推注时可抑制呼吸、造成血压下降，此外在反复注射或长时间应用时还可造成药物蓄积或耐药产生。阿片类药物可引起呼吸抑制、血压下降、胃肠蠕动减弱，对于肝肾功能不全的患者，其代谢产物可造成延时镇静和不良反应加重。吗啡可致组胺释放，可能加重气道痉挛，不适合哮喘和COPD患者。瑞芬太尼代谢产物的清除率不依赖于肝肾功能，对呼吸有抑制作用，但停药 3～5 min 自主呼吸即可恢复。

（四）注意事项

- 控制好剂量及注射时间。
- 使用过程中，严密监测以免镇静过度。
- 根据患者的需要调整镇静方案。

五、肌松药物

当患者使用镇静药物后仍存在人机不同步，从而无法控制潮气量，或出现顽固性低氧血症或高碳酸血症时应及时使用肌松药物。

（一）种类

代表药物有琥珀酰胆碱、筒箭毒碱等。

（二）作用

能选择性地作用于运动神经终板膜上的 N2 受体，阻断神经冲动向骨骼肌传递，导致肌肉松弛。

（三）不良反应

　　肌松药的不良反应，主要通过兴奋或抑制周围自主神经，或组胺释放以及可能产生的血管活性物质导致血流动力学的显著变化。去极化肌松药如琥珀酰胆碱在去极化时产生的高钾血症，均是引起心血管反应的常见原因。肌松药或多或少地兴奋或阻断神经肌接头以外的胆碱能受体。如自主神经节的烟碱样受体、副交感神经节后纤维的毒蕈碱样受体，产生迷走阻滞作用。琥珀酰胆碱兴奋自主神经节，对之前已使用阿托品的患者可引起血压升高和心动过速，反之则引起血压下降和心动过缓，后者多见于儿童。非去极化肌松药一般阻滞胆碱能受体。在临床应用剂量范围，氯化筒箭毒碱有交感神经节阻滞作用。

（四）注意事项

　　■ 当病情稳定后，应尽快减量并停用肌松药物。

　　■ 所有肌松药均产生不同程度的呼吸抑制，用药后必须严密观察呼吸，加强呼吸管理。只有在保证充分给氧和有效的通气量的前提下（如气管内插管）才可使用肌松药。

　　■ 应根据病情（如肝肾功能）和时间等选用适宜的肌松药。避免用药剂量过大，反复多次给药产生蓄积现象，使患者能及早恢复肌张力。肌松药个体差异较大，为合理应用肌松药，术中有必要应用肌松监测仪监测肌松程度。

　　■ 肌松药是全麻辅助用药，其本身没有麻醉和镇痛作用。在维持一定全麻深度的情况下才能使用肌松药。

　　■ 两类肌松药配伍用时，临床上多先用短效的去极化肌松药，后用长效非去极化肌松药维持肌肉松弛。同时混合或次序颠倒应用可造成增强及延长神经肌肉阻滞。

　　■ 应用肌松药的患者，术毕必须严密观察，待通气量、各种保护性反射、肌张力恢复正常后解除观察。已经苏醒者，排除残余肌松作用后才能拔管回病房。

六、 血管活性药物

对于重型、危重型病例,可在充分液体复苏的基础上,改善微循环,使用血管活性药物提供循环支持。

(一)种类

血管活性药是临床上常用的输注药物,主要有两种类型:血管收缩药和血管扩张药。 代表药物有肾上腺素、多巴胺和硝酸甘油等。

(二)作用

通过调节血管舒缩状态,改变血管功能和改善微循环血流灌注而达到抗休克目的。

(三)不良反应

不同种类的血管活性药物的不良反应不相同。

(四)注意事项

- 除非患者血压极低,一时难以迅速补充血容量,可先使用血管收缩剂暂时提高血压以保证重要脏器供血外,无论何种类型休克首先必须补足血容量,否则会加剧血压下降,甚至加重休克。
- 必须及时纠正酸中毒,因为一切血管活性药物在酸性环境下(pH<7.3)均不能发挥应有作用。
- 使用血管收缩剂用量不宜过大,以免血管剧烈收缩,加剧微循环障碍和肾缺血,诱发或加剧急性肾衰竭。 此外,血管收缩过度使外周阻力升高,可增加心脏后负荷,对心功能不良的患者不利。
- 使用升压药时,切忌盲目加大剂量导致血压过度升高。 此外,应密切观察静滴速度和药物浓度,以免造成血压骤升骤降。
- 应用血管扩张剂后,由于淤积于毛细血管床的酸性代谢产物可较大量地进入体循环,加重机体酸中毒,必须及时补碱。
- 应用血管扩张剂的初期可能出现血压下降(常降低 10 ~ 20 mmHg)。 若症状并无加重,可稍待观察,微循环改善后血压多能逐渐回升,若观察 0.5~1 h 后血压仍偏低,患者烦躁不安,应适当加用血管收缩剂如多巴胺、间羟胺等提升血压。

■ 应用降压药时应注意老年患者、长期高血压合并有动脉硬化患者、心功能不全患者、曾有脑血管意外患者及心率缓慢患者，降压宜缓慢进行，以免造成器官供血不足（如脑卒中等）的不良反应。

七、糖皮质激素

（一）种类

代表药物有泼尼松、地塞米松、甲泼尼龙等。

（二）作用

糖皮质激素一方面会抑制机体免疫功能，可能导致病毒播撒，另一方面可以减轻肺部炎症反应，有利于改善缺氧、呼吸窘迫症状。

（三）用法

建议剂量不超过相当于甲泼尼龙 1～2 mg/（kg·d）。

（四）不良反应

糖皮质激素可导致水钠潴留、血压升高、血糖上升、精神兴奋、消化道出血、骨质疏松、继发感染、伤口不愈合以及类肾上腺素功能亢进症的表现，如满月脸、水牛背、多毛、向心性肥胖等。减弱机体抵抗力，阻碍组织修复，延缓组织愈合等。

（五）注意事项

■ 因其作用机制，糖皮质激素对于病毒是把"双刃剑"，除非特殊原因，应避免常规皮质类固醇使用。可根据患者呼吸困难程度、胸部影像学进展情况，酌情短期（3～5 d）使用糖皮质激素。

■ 注意由于免疫抑制作用，使用较大剂量糖皮质激素会延缓对冠状病毒的清除。

■ 用药时注意有无不良反应，以免加重肾损害，导致病情恶化。

八、肠道微生态调节剂

（一）种类

主要有益生菌、益生元、合生元三类。

（二）作用

恢复肠道微生态平衡；修复肠道菌膜屏障；提高肠道定植抗力；抑制潜在致病菌过度生长；促进肠上皮细胞分泌黏蛋白及潘氏细胞分泌SIgA；调节全身免疫功能等。

（三）不良反应

微生态制剂在临床中已应用几十年，其安全性得到时间的验证。但是，国外曾有乳杆菌相关性心内膜炎、肺炎和脑膜炎的个例报道，并均为免疫功能受损患者。国外有报道指出，免疫功能受损或有基础疾病患者可发生布拉酵母菌或枯草杆菌菌血症，对特殊患者使用这些菌株时应引起重视。到目前为止，国内尚未见到使用微生态制剂引起感染和传播耐药的报道。

（四）注意事项

■ 抗生素与活菌制剂合用，对某些感染的治疗效果优于单用抗生素的治疗效果。

■ 临床中要善于巧用益生菌，对于免疫缺陷患者，还需谨慎选择微生态制剂种类。

第三节
症状照护

一、体温过高

（一）定义及临床表现

1. 定义

  体温过高是指机体体温升高超过正常范围。病理性体温过高包括发热和过热。发热是指机体在致热原作用下，使体温调节中枢的调定点上移而引起的调节性体温升高。一般而言，当腋下温度超过 37 ℃或口腔温度超过 37.3 ℃，一昼夜体温波动在 1 ℃以上可称为发热。

2. 临床分级

  以口腔温度为例，发热程度可划分为：

- 低热 37.3～38.0 ℃（99.1～100.4 ℉）。
- 中等热 38.1～39.0 ℃（100.6～102.20℉）。
- 高热 39.1～41.0 ℃（102.4～105.8 ℉）。
- 超高热 41 ℃以上（105.80 ℉以上）。

3. 发热过程及临床表现

  一般发热过程包括三个时期：

- 体温上升期。

    此期特点是产热大于散热，主要表现为疲乏无力、皮肤苍白、干燥无汗、畏寒甚至寒战。

- 高热持续期。

    此期特点是产热和散热在较高水平趋于平衡。主要表现为面色潮红、皮肤灼热、口唇干燥、呼吸脉搏加快、头痛头晕、食欲下降、全身不适、软弱无力。

- 退热期。

此期特点是散热大于产热，体温恢复至正常水平。主要表现为大量出汗、皮肤潮湿。

（二）护理措施

1. 降低体温

■ 可选用物理降温或药物降温方法。物理降温有局部和全身冷疗两种方法。体温超过 39 ℃，选用局部冷疗，可采用冷毛巾、冰袋、化学制冷袋，通过传导方式散热；体温超过 39.5 ℃，选用全身冷疗，可采用温水、乙醇拭浴的方式，达到降温目的。

■ 药物降温是通过降低体温调节中枢的兴奋性及血管扩张、出汗等方式促进散热而达到降温目的。使用药物降温时应注意药物的剂量，尤其是年老体弱及心血管疾病者应防止出现虚脱或休克现象。实施降温措施 30 min 后应测量体温，并做好记录和交班。

2. 加强病情观察

■ 观察生命体征，定时测体温，一般每日测量 4 次。高热时应每 4 h 测量 1 次，待体温恢复正常 3 天后改为每日 1～2 次。注意发热类型、程度及经过，及时注意呼吸、脉搏和血压的变化。

■ 观察是否出现寒战，淋巴结肿大，出血，肝、脾大，结膜充血，单纯疱疹，关节肿痛及意识障碍等伴随症状。

■ 观察治疗效果，比较治疗前后全身症状及实验室检查结果。

■ 观察饮水量、饮食摄取量、尿量及体重变化。

3. 补充营养和水分

■ 给予高热量、高蛋白、高维生素、易消化的流质或半流质食物。注意食物的色、香、味，鼓励少量多餐，以补充高热的消耗，提高机体的抵抗力。

■ 鼓励患者多饮水，以每日 3000 mL 为宜，以补充高热消耗的大量水分，并促进毒素和代谢产物的排出。

4. 促进患者舒适

■ 休息可减少能量的消耗，有利于机体康复。高热者需卧床休息，低热者可酌情减少活动，适当休息。为患者提供室温适宜、环境安静、空气流通等合适的休息环境。

■ 口腔护理。发热时由于唾液分泌减少，口腔黏膜干燥，且抵抗力下降，有利于病原体生长、繁殖，易出现口腔感染。应在晨起、餐后、睡前协助患者漱口，保持口腔清洁。

■ 皮肤护理。 退热期，往往大量出汗，应及时擦干汗液，更换衣服和床单，防止受凉，保持皮肤的清洁、干燥。 对于长期持续高热者，应协助其改变体位，防止压疮、肺炎等并发症出现。

二、咳嗽与咳痰

（一）定义及临床表现

咳嗽是因咳嗽感受器受到刺激后引起的突然剧烈的呼气运动，是一种反射性防御动作，具有清除呼吸道分泌物和气道内异物的作用。 但长期而频繁的咳嗽则对人体不利，如咳嗽可促使呼吸道内感染扩散，剧烈的咳嗽可导致呼吸道出血，甚至诱发自发性气胸等。 咳嗽分为干性咳嗽和湿性咳嗽两类，前者为无痰或痰量甚少的咳嗽，见于新型冠状病毒肺炎疑似或确诊轻症病例；后者伴有咳痰，常见于重症病例。

咳痰是借助支气管黏膜上皮的纤毛运动、支气管平滑肌的收缩及咳嗽反射，将呼吸道分泌物经口腔排出体外的动作。

（二）护理措施

1. 病情观察

密切观察咳嗽、咳痰情况，详细记录痰液的颜色、量和性质。

2. 环境与休息

为患者提供安静、舒适的病室环境，保持室内空气清新、洁净，注意通风。 维持室温（18～20 ℃）和湿度（50%～60%），以充分发挥呼吸道的自然防御功能。 使患者保持舒适体位，采取坐位或半坐位有助于改善呼吸和咳嗽排痰。

3. 饮食

慢性咳嗽使能量消耗增加，应给予足够热量的饮食。 适当增加蛋白质和维生素，尤其是维生素 C 及维生素 E 的摄入；避免油腻、辛辣刺激的食物。 如患者无心、肾功能障碍，应给予充足的水分，使每天饮水量达到 1.5～2 L，有利于呼吸道黏膜的湿润，使痰液稀释容易排出。

4. 促进有效排痰

包括深呼吸和有效咳嗽、气道湿化、胸部叩击、体位引流和机械吸痰等一组胸部物理治疗措施。

■ 深呼吸和有效咳嗽。

深呼吸是指胸腹式呼吸联合进行，以排出肺内残气及其代谢产物、增加有效通气的一种呼吸方式。 有效咳嗽是在咳嗽时通过加大呼气压力，增强呼气流速以提高咳嗽的效率，适用于神志清醒、一般状况良好、能够配合的患者。 实施的注意事项：

首先应指导患者掌握深呼吸和有效咳嗽的正确方法，患者尽可能采用坐位，先进行深而慢的腹式呼吸5～6次，然后深吸气至膈肌完全下降，屏气3～5 s，继而缩唇，缓慢地经口将肺内气体呼出，再深吸一口气屏气3～5 s，身体前倾，从胸腔进行2～3次短促有力的咳嗽，咳嗽的同时收缩腹肌，或用手按压上腹部，帮助痰液咳出。 也可让患者取俯卧屈膝位，借助膈肌、腹肌收缩，增加腹压，咳出痰液。

经常变换体位有利于痰液咳出。

■ 气道湿化。

适用于痰液黏稠不易咳出者。 气道湿化包括湿化治疗和雾化治疗两种方法，湿化治疗是通过湿化器装置，将水或溶液蒸发成水蒸气或小液滴，以提高吸入气体的湿度，达到湿润气道黏膜、稀释痰液的目的。 雾化治疗又称气溶液吸入疗法，是应用特制的气溶液装置将水分和药物形成气溶胶的液体微滴或固体颗粒，使之吸入并沉积于呼吸道和肺内，达到治疗疾病、改善症状的目的。 雾化吸入同时也具有一定的湿化稀释气道分泌物的作用。 注意事项：

防止窒息，干结的分泌物湿化后膨胀易阻塞支气管，治疗后要帮助患者翻身、拍背，以及时排出痰液，尤其是体弱、无力咳嗽者。

避免湿化过度，过度湿化可引起黏膜水肿和气道狭窄，使气道阻力增加，甚至诱发支气管痉挛，也可引起水中毒、肺水肿（对心肾功能不全患者应注意）。 湿化时间不宜过长，一般以10～20 min为宜。

控制湿化温度，一般将湿化温度控制在35～37 ℃。 在加热湿化过程中既要避免温度过高灼伤呼吸道和抑制气道黏膜纤毛运动，也要避免温度过低诱发哮喘及寒战反应。

防止感染，按规定消毒吸入装置和病房环境，严格执行无菌操作，加强口腔护理，避免呼吸道交叉感染。

避免降低吸入氧浓度，超声雾化吸入因喷雾压力和气流湿度增高，可造成吸入空气量减少，使血氧饱和度降低，患者感觉胸闷、气促加重，因此，在给予患者超声雾化吸入时可提高吸氧浓度或改用氧气驱动的喷射式雾化吸入。

■ 胸部叩击。

胸部叩击是一种借助叩击所产生的振动和重力作用，使滞留在气道内的分泌物松动，并移行到中心气道，最后通过咳嗽排出体外的方法。该方法适用于久病体弱、长期卧床、排痰无力者。禁用于未经引流的气胸、肋骨骨折、有病理性骨折史、咯血、低血压及肺水肿等患者。

患者取侧卧位或在他人协助下取坐位，叩击者两手手指弯曲并拢，使掌侧呈杯状（图 6-1），以手腕力量，从肺底自下而上、由外向内、迅速而有节律地叩击胸壁，每一肺叶叩击 1～3 min，叩击时发出一种空而深的拍击音则表明叩击手法正确。胸部叩击的注意事项：

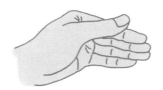

图 6-1　胸背部叩击示意图

❶ 评估。

叩击前听诊肺部有无呼吸音异常及干、湿啰音，明确痰液潴留的部位。

❷ 叩击前准备。

用单层薄布覆盖叩击部位，以防止直接叩击引起皮肤发红，但覆盖物不宜过厚，以免降低叩击效果。

❸ 叩击要点。

叩击时避开乳房、心脏、骨突部位（如脊椎、肩胛骨、胸骨）及衣服拉链、纽扣等；叩击力量应适中，以患者不感到疼痛为宜；每次叩击时间以 3～5 min 为宜，应安排在餐后 2 h 至餐前 30 min 完成，以避免治疗中引发呕吐；叩击时应密切注意患者的反应。

❹ 操作后。

嘱患者休息并协助做好口腔护理，去除痰液气味；询问患者的感受，观察痰液情况，复查生命体征、肺部呼吸音及啰音变化。

■ 体位引流。

体位引流是利用重力作用使肺、支气管内分泌物排出体外的胸部物理疗法之一，又称重力引流。适用于有大量痰液排出不畅时。禁用于有明显呼吸困难和发绀、近1～2周内曾有大咯血史、严重心血管疾病或年老体弱不能耐受的患者。具体方法如下：

❶ 引流前准备。

引流前 15 min 予支气管舒张药，采用雾化吸入给药。备好排痰用纸巾或一次性容器。

❷ 引流体位。

引流体位的选择取决于分泌物潴留的部位和患者的耐受程度，原则上抬高病灶部位的位置，使引流支气管开口向下，有利于潴留的分泌物随重力作用流入支气管和气管排出。首先引流上叶，然后引流下叶后基底段。如果患者不能耐受，应及时调整姿势。头部外伤、胸部创伤、咯血、严重心血管疾病和病情不稳定者，不宜采取头低位进行体位引流（图 6-2）。

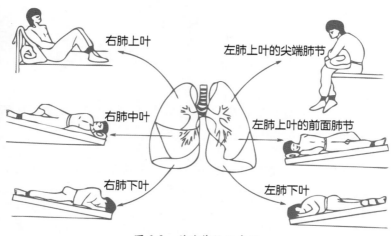

图 6-2　引流体位示意图

❸ 引流时间。

根据病变部位、病情和患者情况，每天引流 1～3 次，每次 15～20 min。一般于饭前进行，早晨清醒后立即进行效果最好。

如需在餐后进行，为了防止胃食管反流、恶心和呕吐等不良反应，应在餐后 1~2 h 进行。

④ 引流的观察。

引流时应有护士、家人协助，观察患者有无出汗、脉搏细弱、头晕、疲劳、面色苍白等表现，评估患者对体位引流的耐受程度，如患者出现心率＞120 次/min、心律失常、高血压、低血压、眩晕或发绀，应立即停止引流，必要时及时咨询专业人员。

⑤ 引流的配合。

在体位引流过程中，作腹式深呼吸，辅以胸部叩击或震荡等措施。协助患者在保持引流体位时进行咳嗽，也可取坐位以产生足够的气流促进排痰，提高引流效果。

⑥ 引流后处理。

体位引流结束后，帮助患者采取合适体位，给予清水或者漱口液漱口，并观察患者咳痰的性质、量及颜色。

■ 机械吸痰。

适用于痰液黏稠无力咳出、意识不清或建立人工气道者。可经患者的口、鼻腔、气管插管或气管切开处进行负压吸痰。注意事项：

❶ 每次吸引时间少于 15 s，两次抽吸间隔时间应大于 3 min。

❷ 吸痰动作要迅速、轻柔，将不适感降至最低。

❸ 在吸痰前后适当提高吸入氧浓度，避免吸痰引起低氧血症。

❹ 严格执行无菌操作，避免呼吸道交叉感染。

三、呼吸困难

（一）定义及临床表现

呼吸困难是指患者主观上感到空气不足、呼吸费力，客观上表现为呼吸运动用力，严重时可出现张口呼吸、鼻翼扇动、端坐呼吸，甚至发绀、呼吸辅助肌参与呼吸运动，并且可有呼吸频率、深度、节律的改变。呼吸困难根据其临床特点分为以下 3 种类型：

1. 吸气性呼吸困难

吸气时呼吸困难显著，其发生与大气道的狭窄和梗阻有关。发生时常伴干咳及高调吸气性哮鸣音，重症患者可出现"三凹征"，即胸骨上窝、锁骨上窝和肋间隙明显凹陷。

2. 呼气性呼吸困难

表现为呼气费力、缓慢及呼气时间延长，常伴有呼气期哮鸣音，其发生与支气管痉挛、狭窄和肺组织弹性减弱，影响肺通气功能有关。

3. 混合性呼吸困难

混合性呼吸困难是由于肺部病变广泛使呼吸面积减少，影响了换气功能所致。此时，吸气与呼气均感费力，呼吸频率增快、深度变浅，常伴有呼吸音减弱或消失。

（二）护理措施

1. 病情观察

判断呼吸困难类型并动态评估患者呼吸困难的严重程度。有条件的可监测血氧饱和度变化。

2. 环境与休息

保持病室环境安静舒适、空气洁净和温湿度适宜。哮喘患者室内应避免湿度过高及存在过敏原，如尘螨、刺激性气体、花粉等。病情严重者应住重症监护病房，以便于及时观察并处理病情变化。

3. 保持呼吸道通畅

协助患者清除呼吸道分泌物及异物，指导患者正确使用支气管舒张药以及时缓解支气管痉挛造成的呼吸困难，必要时需建立人工气道以保证气道通畅。

4. 氧疗和机械通气的护理

根据呼吸困难类型、严重程度不同，进行合理氧疗或机械通气，以缓解呼吸困难症状。密切观察氧疗的效果及不良反应，记录吸氧方式（鼻塞/鼻导管、面罩、呼吸机）、吸氧浓度及吸氧时间，若吸入高浓度氧或纯氧要严格控制吸氧时间，一般连续给氧不超过 24 h。对于接受机械通气治疗的患者，应注意做好相应的护理。

四、乏力

（一）定义及临床表现

乏力是临床上最常见的主诉症状之一，属非特异性疲惫感觉。表现为自觉疲劳、肢体软弱无力。生理状态下，乏力在休息或进食后可缓解，而病理性乏力则不能恢复正常。 根据活动后是否缓解，分级如下：

1．轻度

患者表现为精神不振，常有疲乏感，可进行体力劳动，休息后疲乏的症状可减轻，但是不能恢复到正常状态。

2．中度

患者表现为精神疲乏、无力，日常生活和工作可以坚持，轻体力劳动就会非常疲乏，长时间休息也不能恢复到正常状态。

3．重度

患者表现为精神极度疲乏，不能进行正常活动，休息状态下也可感觉到疲乏，少言语。

（二）护理措施

1．保证充分的休息

患者休息时尽量减少不必要的护理操作并保持病室环境的安静和舒适。 采取的体位以患者自觉舒适为原则，对于因呼吸困难而不能平卧者可采取半卧位或坐位，身体前倾，并使用枕头、靠背架或床边桌等支撑物增加患者的舒适度。 指导患者穿着宽松的衣服并避免盖被过厚而造成胸部压迫等加重不适。

2．呼吸训练

指导患者做腹式呼吸和缩唇呼气训练，以提高呼气相支气管内压力，防止小气道过早陷闭，利于肺内气体的排出。 具体训练方法：

■ 缩唇呼吸。

缩唇呼吸就是以鼻吸气，缩唇呼气，吸气与呼气时间比为 1 : 2 或 1 : 3，要尽量做到深吸，慢呼，缩唇程度以不感费力为适度，每分钟 7～8 次，每天锻炼 2 次，每次 10～20 min。 如图 6-3 所示。

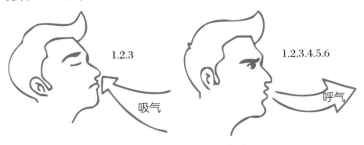

图 6-3　缩唇呼吸示意图

■ 腹式呼吸。

　　腹式呼吸是横膈膜上下移动。由于吸气时横膈膜会下降，把脏器挤到下方，因此腹部会膨胀，而非胸部膨胀。因此，呼气时横膈膜将会比平常上升，因而可以进行深度呼吸，呼出较多停滞在肺底部的二氧化碳，从而改善呼吸功能。

　　每日 2 次，每次做 10～15 min 为宜，逐渐养成平稳而缓慢的腹式呼吸习惯。可以根据需要选择体位：立位、坐位或平卧位。初学者以半卧位为适合，两膝半屈或在膝下垫一个小枕头，使腹肌放松，以一只手放在上腹部。用鼻子缓慢吸气时，膈肌放松，腹部的手有向上抬起的感觉，而胸部原位不动；呼气时，腹肌收缩，腹部的手有下降的感觉。训练腹式呼吸有助于增加通气量，降低呼吸频率（图 6-4）。

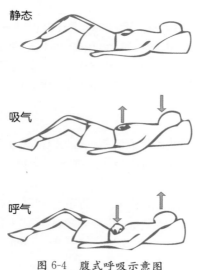

图 6-4　腹式呼吸示意图

■ 全身性呼吸体操锻炼。

　❶ 第一节：长呼吸。

　　身体直立，全身肌肉放松，用鼻吸气，口呼气。先练深长呼气，直到把气呼尽，然后自然吸气，吸与呼之比为 1∶2 或 1∶3，以不头晕为限，呼吸频率以每分钟 7～8 次为宜。

　❷ 第二节：腹式呼吸。

直立位，一手放胸前，一手放腹部，做腹式呼吸。吸气时尽力挺腹，胸部不动，呼气时腹肌缓慢收缩。

❸ 第三节：动力呼吸。

随着吸气和呼气做两臂放下和上举。

❹ 第四节：抱胸呼吸。

直立位，两臂在胸前交叉压紧胸部，身体前倾呼气；两臂逐渐上举，扩张胸部，吸气。

❺ 第五节：压腹呼吸。

直立位，双手叉腰，拇指朝后，其余4指压在上腹，身体前倾呼气，两臂慢慢上抬吸气。

❻ 第六节：下蹲呼吸。

直立位，双足合拢，身体前倾下蹲，两手抱膝呼气，还原时吸气。

❼ 第七节：弯腰呼吸。

取立位，双臂腹前交叉，向前弯腰时呼气，上身还原两臂向双侧分开时吸气。

❽ 第八节：行走呼吸。

走2步呼气1次，再走5步呼气1次。

以上每节自然呼吸30 s，可先从每次做1～2遍开始，逐渐增加到每次做4～6遍，每天1～2次，量力而行，以个体能耐受为主，运动量以个体自觉稍累但无呼吸困难为限。心率较安静时增加少于20次/min，呼吸增加少于5次/min。

3. 逐步提高活动耐力

在保证充足睡眠的基础上，与患者协商并制订日间休息与活动计划，以不感觉疲乏为宜。如病情允许，可有计划地逐步增加每天活动量并鼓励患者尝试一些适宜的有氧运动，如室内走动、室外散步、快走、慢跑、太极拳、体操等，以逐步提高肺活量和活动耐力。

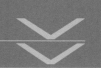

第四节
心理照护

一、 住院患者常见心理反应

（一）恐惧和紧张

患者面对突如其来的疾病和被隔离的事实，对自己本身疾病的认识不足，了解不够，加之新型冠状病毒肺炎具有较强传染性，所以大部分患者都会不同程度地表现出紧张和对疾病的恐惧。

（二）无效性否认

约有50％的患者会产生无效性否认行为，一般从入住隔离病房后第2天开始，第3或第4天达到高峰。 有时候需要对一些疑似患者进行隔离，但患者疾病表现不典型或者病情轻微，所以患者往往认为自己没有患病，或者认为自己病情比较轻，不需要隔离进行监护治疗。

（三）焦虑

焦虑是一种焦急而又忧虑的不良情绪，是恐惧的延续。 患者由于害怕传染他人，牵挂家庭，害怕家人被歧视等，容易陷入自我沉思，所以患者表现为不同程度的食欲不振、失眠、忐忑不安、回避现实、乱发脾气，甚至有的因过分焦虑而逃跑、拒绝治疗等。

（四）隔离综合征

隔离综合征指患者在隔离过程中出现的以精神障碍为主，兼具其他表现的一种综合征，表现为情感障碍、思维紊乱、行为动作异常。

（五）自我形象紊乱

患者面对身体结构外观功能的改变，将在感受、认知、信念、价值观等方面出现健康危机。

（六）愤怒与敌对

患者被隔离后，心理极不平衡，认为患病和忍受病痛折磨是不公平的——为什么这种不幸只发生在自己身上？ 将导致其自制力下降，心理防卫机制转移，表现为对家人和医务人员面带怒容、双眉紧锁、尖叫等。

（七）孤独与忧郁

患者突然被隔离治疗，住单人病房，无家属陪同，易产生一种压抑感，再加上住院后外界信息量及与家人的联系减少，更增加了患者的寂寞、孤独感，自怜的心理明显增强，日久就会出现沟通障碍，表现为感觉孤独、忧郁，甚至出现自杀倾向。

（八）对各种仪器存在依赖心理

如一些呼吸衰竭的患者要用到呼吸机，长期机械通气，患者习惯被动辅助通气，产生依赖，担心如果停止使用呼吸机后，又出现呼吸困难和窒息，患者对自己缺乏信心，对普通病房医护人员缺乏信任。

二、 导致住院患者不良心理反应的原因

（一）疾病认知所致

不良心理反应取决于患者对疾病的体验和对外界刺激的认识和评价；对疾病的经历和认识水平使罹患同样疾病、严重程度相似的患者产生截然不同的心理反应；对疾病的错误认识会引起不良心理反应。

（二）治疗所致

在疾病的治疗过程中有些药物或者治疗手段会引发患者的心理问题。 同时有些创伤性检查和治疗，因为容易导致患者疼痛不适等其他不良感受，所以容易引起患者恐惧不适。

（三）病室环境所致

隔离病房单调的空间和医疗设备的摆设，容易导致患者生物钟节律紊乱，睡眠不足，身心疲乏；同时隔离病房一般谢绝探视，病区安静，容

易导致患者分离性焦虑；而病区隔绝患者与外界的联系，患者缺乏信息交流，加之医护人员不能与患者充分交流致患者产生消极情绪。

三、 住院患者心理护理措施

（一）建立良好的护患关系

医护人员必须具备高尚的职业道德和精湛的专业知识和技术，通过掌握患者的主要矛盾，主动给予患者热情关怀，态度真诚、亲切，语言温柔、委婉，关心、照顾患者，做到相互信任，相互理解，消除患者精神上的各种压力，使其平静、主动地配合治疗，顺利度过隔离观察期。

（二）稳定患者情绪

隔离患者多有不同程度的恐惧心理，顾虑重重，常失去治疗信心而悲观失望，甚至想自杀。 这些不良情绪对机体免疫功能有抑制作用，使病情恶化。 因此，护士应具备高度的同情心和责任感，尊重患者，热诚关怀，尽力消除不良刺激，并取得家属的紧密配合，满足患者情感上的需要。 稳定患者焦虑情绪要根据患者的具体情况如文化素养、性格及心理承受力等进行护理。 对一些重症患者要采取适当方式让患者知道自己的诊断，可通过细致的行为诱导，使患者情绪渐趋稳定，面对现实，配合治疗。 医护人员对患者的解释务求一致，善于引导，给予其精神上的支持。 与患者交谈时，语言要温和，态度要诚恳，治疗时操作要熟练；对患者所担心的问题，给予耐心解释并指导患者降低其焦虑和恐惧心理，保持情绪相对稳定。

（三）加强与患者的沟通

患者进入隔离病房之后就隔绝了与外界的联系，同时受探视时间限制，患者与各方面的信息交流减少，日久就会出现沟通障碍，表现为感觉孤独、忧郁，甚至出现自杀倾向。 所以此时与患者的沟通交流就显得尤为重要。 与患者除语言交流之外，还应利用手势、眼神等，表达对患者的关心和同情，认真倾听患者的诉说，减轻患者孤独感。 在交流过程中注意避免使用刺激性语言，以免给患者造成不良影响，精细的护理可减轻患者的痛苦。 此外，对老年人在生活上要给予加倍的照顾，掌握患者的心理动态、思想活动，以便随时变更护理对策，使患者处于最佳心态，接受治疗。

（四）帮助提高患者对疾病的认知能力

新型冠状病毒肺炎是新的传染疾病，许多人对此缺乏了解。 所以要提高患者对疾病的认知能力，为患者提供正面信息对帮助患者认识疾病、树立信心有重要的心理暗示作用。 另外，处在隔离环境中的患者往往信息闭塞，为患者提供信息也是护理人员的重要工作。 一些防治新型冠状病毒肺炎的举措，科学研究所取得的最新成果以及其他新型冠状病毒肺炎患者康复、病情稳定好转的正面信息会使患者受到鼓舞，增强其战胜疾病的信心。

（五）合理安排休息和饮食

病房应干净、整洁，周围避免噪声，同时加强晨晚间护理，尤其是晚间护理。 有些患者出现失眠现象，通过医护人员的耐心开导和营造优美、舒适的环境，患者能够很快进入良好的睡眠状态，保证有效的休息，增强自身抵抗力，增强抗病能力。

饮食是维持人体生命活动必不可缺的物质条件，常言道"三分治，七分养"，合理饮食对隔离观察的患者极为重要，其总的原则为营养丰富，色、香、味俱全。 只有通过合理饮食，才能提高身体素质，增强抗病能力。

（六）提供情感宣泄、情感支持、情感交流的平台

在条件允许的情况下，通过热线电话、手机或对讲机等提供情感宣泄、情感支持、情感交流的平台，有研究表明，人们在精神受挫以后，71.4%的人选择倾诉这种应对方式。 通过热线电话等的沟通与交流，让被隔离观察患者体会到有人在真心关注他，无条件地接纳他，愿意与他一起走过这段特殊的日子，给患者以力量和勇气。 同时也帮助患者建立各种社会支持网络，为患者提供多方位的心理支持。

（七）早期识别心理危机，及时干预

在隔离观察的患者中，由于疾病因素、社会因素、心理因素等，容易出现自杀倾向或不配合治疗等极端行为。 这要求护理人员具有敏锐的观察力，掌握基本的心理护理学知识，及时识别患者的心理危机，并给予早期处理。

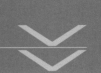

第五节
出院照护

一、 解除隔离和出院标准

体温恢复正常 3 天以上、呼吸道症状明显好转，连续两次呼吸道病原核酸检测呈阴性（采样时间间隔至少 1 天），可解除隔离出院或根据病情转至相应科室治疗其他疾病。

二、 确诊/疑似患者出院流程

确诊/疑似患者出院流程如图 6-5 所示。

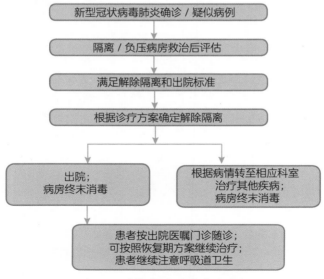

图 6-5　确诊/疑似患者出院流程

三、健康教育

　　建议患者出院后居家隔离、戴口罩，最好一个人单独住在一个房间1~2周，2周之后来医院复查 CT，如果中间病情反复随时复诊。

（一）坚持合理饮食、适度运动

▨ 保证优质蛋白质的摄入，包括瘦肉类、鱼、虾、蛋等。

▨ 增加维生素摄入，多吃新鲜蔬菜和水果。

▨ 保证充足饮水量，每天 1500~2000 mL，多次少量，有效饮水。

▨ 不要接触、购买和食用野生动物，注意厨房食物处理生熟分开，动物食物要烧熟、煮透；家庭用餐，实行分餐制或使用公勺、公筷等措施，避免与家人相互传染。禁烟酒、避免食用辛辣刺激食物。

▨ 保持适量运动（不参加集体活动），适当增加光照时间。

（二）保持良好的卫生与健康习惯

▨ 居室勤开窗、经常通风。

▨ 家庭成员不共用毛巾，保持家居、餐具清洁，勤晒衣被。

▨ 不随地吐痰，咳嗽、打喷嚏时，用纸巾及弯曲的手肘掩护，咳嗽和打喷嚏后立即清洁双手。

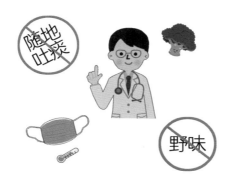

（三）勤洗手，必要时进行手消毒

使用肥皂和清水洗手时，最好使用一次性擦手纸。做好公共用品（桌椅和门把手等）消毒，有条件的可使用含氯消毒剂和过氧乙酸消毒剂。吃饭前、吃饭后、如厕后、进出隔离房间前后须洗手，或者进行手消毒（手部有明显污渍，先用流动水洗手再进行手消毒）。洗手步骤见第七章职业防护。

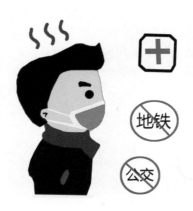

（四）公众场合佩戴口罩

外出前往公共场所、就医和乘坐公共交通工具时，佩戴医用外科口罩或 N95 口罩，尽量避免乘坐地铁、公共汽车等交通工具，避免前往人员密集场所。口罩的选用及佩戴见第七章职业防护。

（五）健康监测与就医

主动做好自己与家庭成员的健康监测，自觉发热时要主动测量体温，出现病情变化及时就诊。

第七章
职业防护

7

护理职业防护是指在护理工作中针对各种职业性有害因素采取有效措施，以保护护士免受职业性有害因素的危害，或将危害降至最低程度。本章只介绍新型冠状病毒肺炎护理工作中的职业防护。

第一节
职业分级防护标准

一、 级别防护

（一）一级防护

1. 适用范围

　　适用于预检分诊、发热门（急）诊、感染性疾病科的医务人员。

2. 防护要求

■ 穿戴一次性工作帽、一次性医用外科口罩和工作服（白大褂）、一次性隔离衣，必要时戴一次性乳胶手套。

■ 戴口罩前和摘口罩后须进行手卫生。

■ 下班时进行个人卫生处置，并注意对呼吸道与黏膜的防护。

（二）二级防护

1. 适用范围

■ 在感染性疾病科门诊患者留观室和感染性疾病科收治患者的隔离病房从事诊疗活动的医务人员。

■ 接触从患者身上采集的标本，处理其分泌物、排泄物、用后物品和死亡患者尸体的工作人员。

■ 转运患者的医务人员和司机。

2. 防护要求

■ 进入隔离留观室及隔离病区的医务人员必须穿戴一次性工作帽、护目镜（屏）、医用防护口罩（N95）、防护服或工作服（白大褂）（外套一次性防护服）、一次性乳胶手套、一次性鞋套。

■ 严格按照清洁区、半污染区和污染区的划分，正确穿戴和使用防护用品，并注意呼吸道、鼻腔黏膜及眼睛的卫生与保护。

（三）三级防护

1. 适用范围

适用于为患者实施吸痰、呼吸道采样、气管插管和气管切开等有可能发生患者呼吸道分泌物、体内物质的喷射或飞溅的工作时的医务人员。

2. 防护要求

- 应穿戴一次性工作帽、全面型呼吸防护器或正压式头套、医用防护口罩（N95）、防护服或工作服（白大褂）（外套一次性防护服）、一次性乳胶手套、一次性鞋套。
- 达到二级防护的所有要求。

二、特定人群个人防护

（一）个人防护装备及使用

接触或可能接触新型冠状病毒肺炎病例和感染者、他们的污染物（血液、体液、分泌物、呕吐物和排泄物等）及污染物污染的物品或环境表面的所有人员均应使用个人防护装备，具体包括：

1. 手套

进入污染区域或进行诊疗操作时，根据工作内容，戴一次性橡胶或丁腈手套，在接触不同患者或手套破损时及时消毒，更换手套并进行手卫生。

2. 口罩

- 口罩类型。口罩有纸口罩、活性炭口罩、棉布口罩、海绵口罩、普通医用口罩、医用外科口罩以及医用防护口罩等，其中医用防护口罩常用的为 N95 口罩，又分为带呼吸阀的 N95 口罩和不带呼吸阀的 N95 口罩。具体见表 7-1。
- 口罩选择。纸口罩、活性炭口罩、棉布口罩以及海绵口罩，因材质不够致密，预防感染的效果有限，不能防病毒，非首选项，如图 7-1 所示。

表 7-1 不同类型口罩简介

口罩种类	N95 口罩（不带呼气阀）	N95 口罩（带呼气阀）	外科口罩	普通医用口罩	棉布口罩
图片实例					
预期用途	又叫 N95 呼吸器，是一种呼吸防护设备，可以有效过滤空气中的颗粒物，适用于防护经空气传播的呼吸道传染病	用途同不带呼吸阀的 N95 口罩。呼气阀的设计很精巧，有几层口盖。可以让呼出的气体排出，又不会让小颗粒进入。这种设计可以使空气更加轻松，并有助于减少湿热积聚	适用于医务人员或相关人员的基本防护，以及在有创操作过程中对组织血液、体液和液体飞溅物传播的防护	用于普通环境下的一次性卫生护理，或致病性微生物以外的颗粒（如花粉）的阻隔及防护	挡风、保暖、隔绝灰尘等较大颗粒物

口罩种类	N95 口罩（不带呼气阀）	N95 口罩（带呼吸气阀）	外科口罩	普通医用口罩	棉布口罩
过滤效果	阻挡至少 95% 的非常小的（直径约 0.3 μm）颗粒	同不带呼吸阀的 N95 口罩，阻挡至少 95% 的非常小的（直径约 0.3 μm）颗粒	医用外科口罩的过滤效率不完全一样。一般而言可过滤直径大约 5 μm 的颗粒。外层有阻水层，可防止飞沫进入；中层是过滤层	缺少对颗粒和细菌的过滤效率要求，或要求低于医用外科口罩和医用防护口罩	能过滤直径较大的颗粒，如烟尘粉末等
使用次数	限个人使用，受损或变形时应丢弃，变湿变脏被污染时都应丢弃	同不带呼吸阀的 N95 口罩，限个人使用，受损或变形时应丢弃，变湿变脏被污染时都应丢弃	一次性使用	一次性使用	可清洗重复使用
注意事项	不适用于儿童或有胡须的人。因为这两种人佩戴时面部无法和 N95 口罩实现紧密贴合	同不带呼吸阀的 N95 口罩	/	/	/

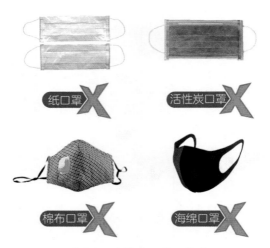

图 7-1　非首选口罩示意图

医用外科口罩能在一定程度上预防呼吸道感染；对非油性颗粒的过滤比例大于等于 95％ 以上的口罩，能有效预防呼吸道感染，包括 N95、KN95、DS2、FFP2 口罩，如图 7-2 所示。医护人员进入污染区域或进行诊疗操作时，应佩戴医用防护口罩（N95 及以上）或动力送风过滤式呼吸器，每次佩戴前应做佩戴气密性检查，穿戴多个防护用品时，务必确保医用防护口罩最后摘除。

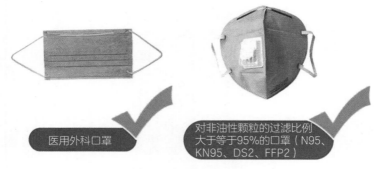

图 7-2　首选口罩示意图

近日，国家卫生健康委疾病预防控制局印发了《关于不同人群预防新型冠状病毒感染口罩选择与使用技术指引的通知》，其中介绍的口罩类型及推荐使用人群如表 7-2 所示。

表 7-2　口罩类型及推荐使用人群

○推荐使用　√选择使用

人群及场景		可不戴或戴普通口罩	一次性使用医用口罩（标准：YY/T 0969）	医用外科口罩（标准：YY 0469）	颗粒物防护口罩（标准：GB 2626）	医用防护口罩（标准：GB 19083）	防护面具（加 P100 滤棉）
高风险	疫区发热门诊				√	○	√
	隔离病房医护人员				√	○	√
	气管插管、切开等高危医务工作者					○	○
	隔离区服务人员（清洁、尸体处置等）				○	√	
	对确诊、疑似病例进行现场流行病学调查的人员				√	○	
较高风险	急诊工作医护人员				○		
	对密切接触人员开展流行病学调查的人员				○		
	对疫情相关样本进行检测的人员				○		

人群及场景	可不戴或戴普通口罩	一次性使用医用口罩（标准：YY/T 0969）	医用外科口罩（标准：YY 0469）	颗粒物防护口罩（标准：GB 2626）	医用防护口罩（标准：GB 19083）	防护面具（加P100滤棉）
中等风险 普通门诊、病房工作医护人员等		√	○			
人员密集区的工作人员		√	○			
从事疫情相关工作的行政管理人员、警察、保安、快递等从业人员		√	○			
居家隔离及与其共同生活的人员		√	○			
较低风险 在人员密集场所滞留的公众		○				
在人员相对聚集的室内工作环境中工作的人员		○				
前往医疗机构就诊的公众		○				
集中学习和活动的托幼机构儿童、在校学生等		○				

人群及场景		可不戴或戴普通口罩	一次性使用医用口罩 (标准: YY/T 0969)	医用外科口罩 (标准: YY 0469)	颗粒物防护口罩 (标准: GB 2626)	医用防护口罩 (标准: GB 19083)	防护面具 (加 P100 滤棉)
低风险	居家活动、散居居民	○					
	户外活动者	○					
	通风良好场所的工作人员、儿童和学生等	○					

3. 防护面屏或护目镜

进入污染区域或进行诊疗操作，当眼睛、眼结膜及面部有被血液、体液、分泌物、排泄物及气溶胶等污染的风险时，应佩戴防护面屏或护目镜，重复使用的护目镜每次使用后，应及时进行消毒，干燥，备用。

4. 医用一次性防护服

进入污染区域或进行诊疗操作时，应更换个人衣物并穿工作服（外科刷手服或一次性衣物等），外加医用一次性防护服。

（二）特定人群个人防护

1. 流行病学调查人员

调查密切接触者时，穿戴一次性工作帽、医用外科口罩、工作服、一次性手套，与被调查对象保持 1 m 以上距离。 调查疑似病例、确诊病例、轻症病例和无症状感染者时，建议穿戴工作服、一次性工作帽、一次性手套、医用一次性防护服、医用防护口罩（N95 及以上）、防护面屏或护目镜、工作鞋或胶靴、防水靴套等，对疑似病例、确诊病例、轻症病例和无症状感染者也可考虑采取电话或视频方式开展流行病学调查。

2. 隔离病区工作人员及医学观察场所工作人员

建议穿戴工作服、一次性工作帽、一次性手套、医用一次性防护服、医用防护口罩（N95 及以上）或动力送风过滤式呼吸器、防护面屏或护目镜、工作鞋或胶靴、防水靴套等。

3. 病例（疑似病例、确诊病例）和感染者（轻症病例、无症状感染者）转运人员

建议穿戴工作服、一次性工作帽、一次性手套、医用一次性防护服、医用防护口罩（N95 及以上）或动力送风过滤式呼吸器、防护面屏或护目镜、工作鞋或胶靴、防水靴套等。

4. 尸体处理人员

建议穿戴工作服、一次性工作帽、一次性手套和长袖加厚橡胶手套、医用一次性防护服、医用防护口罩（N95 及以上）或动力送风过滤式呼吸器、防护面屏、工作鞋或胶靴、防水靴套、防水围裙或防水隔离衣等。

5. 环境清洁消毒人员

建议穿戴工作服、一次性工作帽、一次性手套和长袖加厚橡胶手套、

医用一次性防护服、医用防护口罩（N95 及以上）或动力送风过滤式呼吸器、防护面屏、工作鞋或胶靴、防水靴套、防水围裙或防水隔离衣，使用动力送风过滤式呼吸器时，根据消毒剂种类选配尘毒组合的滤毒盒或滤毒罐，做好对消毒剂等化学品的防护。

6．标本采集人员

建议穿戴工作服、一次性工作帽、双层手套、医用一次性防护服、医用防护口罩（N95 及以上）或动力送风过滤式呼吸器、防护面屏、工作鞋或胶靴、防水靴套。 必要时可加穿防水围裙或防水隔离衣。

7．实验室工作人员

建议至少穿戴工作服、一次性工作帽、双层手套、医用一次性防护服、医用防护口罩（N95 及以上）或动力送风过滤式呼吸器、防护面屏或护目镜、工作鞋或胶靴、防水靴套。 必要时，可加穿防水围裙或防水隔离衣。

医院不同岗位人员的防护要求如表 7-3 所示。

（三）注意事项

- 检验人员在给患者采样时一般可选择戴双层手套；消毒人员在进行消毒时应使用橡胶手套，必要时穿长筒胶鞋。 戴手套前应检查手套是否破损。
- 戴口罩时应注意检查口罩与面部贴合的严密性，N95 口罩使用 6～8 h 后应更换。
- 佩戴全面型呼吸防护器或正压式头套时无须戴护目镜或防护面屏和医用防护口罩（N95）。
- 严格遵守标准预防的原则。
- 严格遵守消毒、隔离的各项规章制度。
- 严格执行洗手与手消毒制度。

表 7-3 不同岗位人员的防护要求

工作类型 工作人员	常规诊疗工作	接触或护送疑似病例时、	
		无体液、血液、体液、分泌物、排泄物等暴露风险	可能有体液、血液、体液、分泌物、排泄物等暴露风险
门急诊工作人员	戴一次性工作帽、戴医用外科口罩、穿工作服（白大褂）	戴医用防护口罩、戴一次性工作帽、穿一次性隔离衣、戴手套、穿鞋套	戴医用防护口罩、戴一次性工作帽、戴护目镜或防护面屏、穿防水隔离衣或防渗透防护服、戴手套、穿长筒靴套
发热门诊工作人员	戴医用外科口罩、戴一次性工作帽、穿一次性隔离衣、穿鞋套	戴医用防护口罩、戴一次性工作帽、穿一次性隔离衣、戴手套、穿鞋套	戴医用防护口罩、戴一次性工作帽、戴护目镜或防护面屏、穿防水隔离衣或防渗透防护服、戴手套、穿长筒靴套
进入隔离病房工作人员	戴一次性工作帽、戴护目镜或防护面屏、戴医用防护口罩（N95）、穿防护服或工作服（白大褂）（外套一次性防护服）、一次性乳胶手套（双层）、穿一次性鞋套	执行气管插管、支气管镜检查、心肺复苏、吸痰等有气溶胶产生的操作时、戴医用防护口罩、戴护目镜或防护面屏或使用动力送风过滤式呼吸器、穿防渗透防护服、戴一次性帽子、戴双层手套、穿有筒靴套	

三、头面部防护用具相关压力性损伤防治

（一）原因

1. 压力

    长时间使用口罩、护目镜、防护面屏等造成头面部皮肤直接受压。

2. 剪切力和摩擦力

    直接与防护用具接触的额部、鼻部、面颊和耳后等部位皮肤薄弱，易受剪切力和摩擦力的影响。

3. 潮湿

    长时间佩戴防护用具，易引起头面部大量出汗，导致皮肤处于潮湿环境，从而引起局部皮肤耐受力降低。

4. 过敏

    皮肤对口罩、护目镜等防护用具的材质过敏。

（二）预防

1. 正确选择和佩戴防护用具

- 评估现有的防护用具的类型和作用，结合工作需要和持续使用时间，选择合适型号、材质、软硬度、贴合性的防护用具。
- 评估额部、鼻部、面颊和耳后等易受损区域皮肤的完整性、颜色、感觉及温湿度等。
- 佩戴防护用具前，在头面部易受损区域涂抹含有亚油酸、亚麻酸、维生素 E 等的液体敷料，轻拍至皮肤吸收以进行保护。
- 正确佩戴和固定防护用具，松紧适宜，避免多层叠加和过度受压。

2. 采取局部减压措施

- 在保证防护效果的前提下，建议每 2～4 h 变换防护用具位置或摘除，使局部压力重新分配。
- 可使用预防性敷料进行保护，建议根据个人头面部皮肤情况将薄型泡沫敷料进行裁剪（图 7-3）并置于额部、鼻部、面颊和耳后等处来预防使用防护用具所造成的相关压力性损伤，注意避免敷料层叠过多。

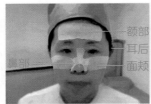
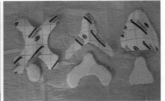

额部
耳后
面颊
鼻部

鼻部敷料

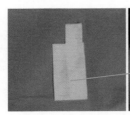
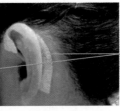

耳后敷料裁剪与固定

图 7-3　预防性敷料使用示意图

（三）治疗

■ 对于局部发红或破损的区域，将薄型泡沫敷料根据皮肤受损位置和大小进行裁剪，其直径大于发红或破损区域直径 0.5～1 cm。

■ 若无相关伤口敷料，可使用百多邦软膏、复方多黏菌素 B 软膏或艾洛松软膏（建议使用不超过 3 d），将软膏涂抹于局部区域，不宜太厚。

第二节
职业防护常用技术

一、手卫生——七步洗手法

1. 洗手掌

用流水湿润双手，涂抹洗手液（或肥皂），掌心相对，手指并拢相互揉搓。

2. 洗背侧指缝

　　手心对手背沿指缝相互揉搓，双手交换进行。

3. 洗掌侧指缝

　　掌心相对，双手交叉沿指缝相互揉搓。

4. 洗拇指

　　一手握另一手的大拇指旋转揉搓，双手交换进行。

5. 洗指背

　　弯曲各手指关节，半握拳把指背放在另一手掌心旋转揉搓，双手交换进行。

6. 洗指尖

　　弯曲各手指关节，把指尖合拢在另一手掌心旋转揉搓，双手交换进行。

7. 洗手腕、手臂

　　揉搓手腕、手臂，双手交换进行。

　　七步洗手法步骤如图 7-4 所示。

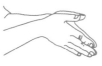

(1) 掌心相对，手指并拢相互揉搓

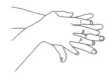

(2) 掌心对手背沿指缝相互揉，交换进行

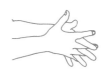

(3) 掌心相对，双手交叉指缝相互揉搓

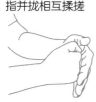

(4) 弯曲手指使关节在另一掌心旋转揉搓，交换进行

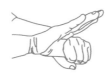

(5) 一手握另一手大拇指旋转揉搓，交换进行

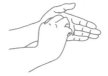

(6) 五个手指尖并拢在另一掌心中旋转揉搓，交换进行

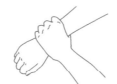

(7) 握住手腕回旋摩擦，交换进行

图 7-4　七步洗手法步骤

二、口罩佩戴与摘除

（一）医用外科口罩佩戴

医用外科口罩佩戴流程及佩戴示意图如图 7-5、图 7-6 所示。

实施手卫生

↓

检查医用外科口罩外包装（须在有效期内且无破损）

↓

用口罩罩住鼻、口及下巴（鼻夹向上）

↓

口罩下方带系于颈后

↓

口罩上方带系于头顶中部

↓

双手食指指尖放在鼻夹上，从中间位置开始，手指向内按压，禁用一只手捏鼻夹

↓

逐步向两侧移动，根据鼻梁形状塑造鼻夹

↓

调整系带松紧度

↓

口罩潮湿及受到患者血液或体液污染后，应及时更换

图 7-5 医用外科口罩佩戴流程

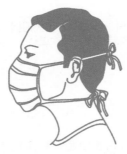

图 7-6 医用外科口罩佩戴示意图

（二）医用防护口罩佩戴

医用防护口罩佩戴流程及佩戴示意图如图 7-7、图 7-8 所示。

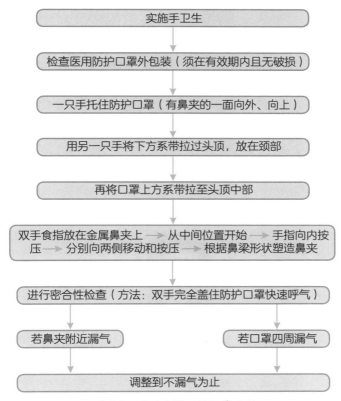

图 7-7　医用防护口罩佩戴流程

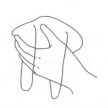 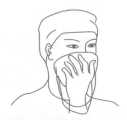

(1) 一手托住口罩，有鼻　(2) 用口罩罩住鼻、口及下巴，
夹的一面向外、向上　　　鼻夹部位向上紧贴面部

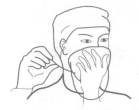 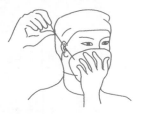

(3) 将下方系带拉过头顶，放在颈部

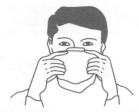

(4) 双手指尖放在金属鼻夹上，根据鼻梁的形状塑造鼻夹

图 7-8　医用防护口罩佩戴示意图

（三）医用外科口罩、医用防护口罩摘除

医用外科口罩、医用防护口罩摘除流程如图 7-9 所示。

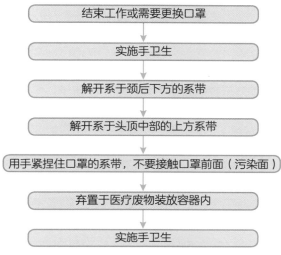

图 7-9　医用外科口罩、医用防护口罩摘除流程

（四）注意事项

1. 使用帽子的注意事项

- 进入污染区和洁净环境前、进行无菌操作时应戴帽子。
- 帽子要大小合适，能遮住全部头发。
- 被患者血液、体液污染后应及时更换。
- 一次性帽子使用后，应放入医疗垃圾袋集中处理。
- 布制帽子应保持清洁干燥，每次使用后或每天更换与清洁。

2. 使用口罩的注意事项

- 始终保持口罩的清洁、干燥；口罩潮湿及受到患者血液、体液污染后，应及时更换。
- 正确佩戴口罩，不应只用一只手捏鼻夹；戴上口罩后，不可用污染的手触摸口罩；每次进入工作区域前，应检查医用防护口罩的密合性。
- 脱口罩前后应洗手，使用后的一次性口罩应放入医疗垃圾袋内，以便集中处理。

三、隔离衣穿脱

（一）穿隔离衣

穿隔离衣流程及示意图如图 7-10、图 7-11 所示。

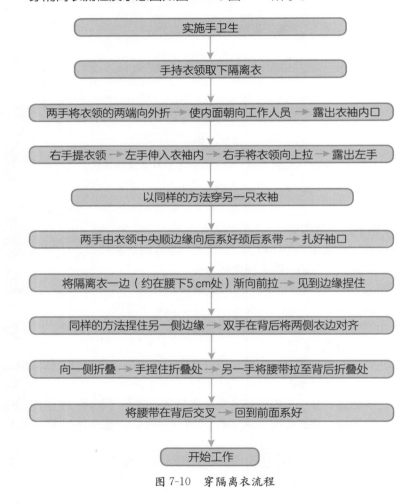

图 7-10　穿隔离衣流程

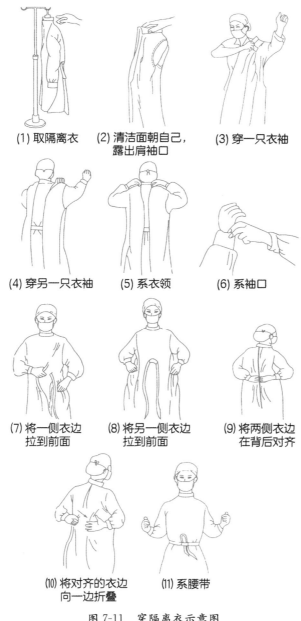

(1) 取隔离衣　　(2) 清洁面朝自己，　　(3) 穿一只衣袖
　　　　　　　　　 露出肩袖口

(4) 穿另一只衣袖　　(5) 系衣领　　(6) 系袖口

(7) 将一侧衣边　　(8) 将另一侧衣边　　(9) 将两侧衣边
　　 拉到前面　　　　 拉到前面　　　　 在背后对齐

(10) 将对齐的衣边　　(11) 系腰带
　　　向一边折叠

图 7-11　穿隔离衣示意图

（二）脱隔离衣

脱隔离衣流程及示意图如图 7-12、图 7-13 所示。

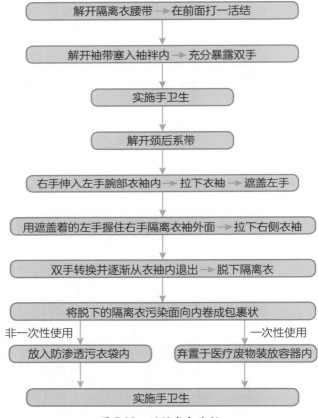

图 7-12　脱隔离衣流程

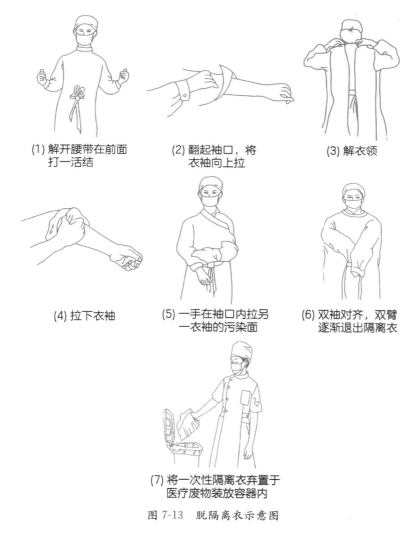

(1) 解开腰带在前面
打一活结

(2) 翻起袖口，将
衣袖向上拉

(3) 解衣领

(4) 拉下衣袖

(5) 一手在袖口内拉另
一衣袖的污染面

(6) 双袖对齐，双臂
逐渐退出隔离衣

(7) 将一次性隔离衣弃置于
医疗废物装放容器内

图 7-13　脱隔离衣示意图

（三）注意事项

■ 隔离衣只能在规定区域内穿脱，穿前检查有无潮湿、破损，长短须完全遮盖工作服。

■ 隔离衣每日更换，如有潮湿或污染，应立即更换。

■ 穿脱隔离衣过程中应避免污染衣领、面部、帽子和清洁面，始终保持衣领清洁。

■ 穿好隔离衣后，双臂保持在腰部以上及穿隔离衣者的视线范围内；不得进入清洁区，避免接触清洁物品。

■ 消毒手时不能沾湿隔离衣，隔离衣也不可接触其他物品。

■ 脱下的隔离衣如挂在半污染区，清洁面向外；挂在污染区则污染面向外。

四、 防护用品穿脱

（一）手套穿戴与摘除

■ 两手同时掀开手套袋开口处，用一手拇指和食指同时捏住两只手套的反褶部分，取出手套。

■ 将两手套五指对准，先戴一只手， 再以戴好手套的手指插入另一只手套的反褶内面，同法戴好另一只手。

■ 同时，将后一只戴好的手套的翻边扣套在工作服衣袖外面，同法扣套好另一只手套。

■ 检查调整：双手对合交叉检查是否漏气，并调整手套位置。

■ 脱手套：用戴着手套的手捏住另一手套腕部外面，翻转脱下；再将脱下手套的手伸入另一手套内，捏住内面边缘将手套向下翻转脱下。

戴手套示意图如图 7-14 所示。

（二）防护屏、护目镜的佩戴与摘除

1. 佩戴

戴上护目镜或防护面罩，调节舒适度。

2. 摘除

捏住靠近头部或耳朵的一边摘掉，放入回收或医疗废物容器。

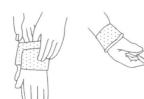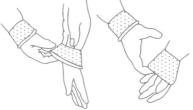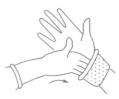

(1) 两手指捏住两只 手套的反褶部分， 对准五指	(2) 戴好手套的手指 插入另一只手套 的反褶内面	(3) 将一只手套的 翻边扣套在工 作服衣袖外面	(4) 将另一只手套的 翻边扣套在工作 服衣袖外面

图 7-14　戴手套示意图

3. 护目镜起雾的预防

使用汽车玻璃防雾喷剂。 把护目镜表面清洗干净，用纱布把镜面擦干，将防雾剂均匀地喷在护目镜表面，用防雾专用纸巾擦拭均匀，自然晾干。

使用汽车玻璃水。 可用纯净水稀释后喷在护目镜表面，用纸巾擦拭后，在镜面将形成一层驱水镀膜，可有效保护镜面玻璃，能减少起雾，有效提高玻璃透明度和光亮度。

使用泳镜防雾喷剂。 清洗镜片后晾干，喷防雾剂或涂抹防雾剂，喷完或涂抹完后晾干，再放清水浸泡两秒钟，水能增加防雾剂与镜片的亲和力。 晾干后如有痕迹就用镜布轻轻擦拭，切忌反复用力擦拭，以免将防雾层擦掉。

涂抹洗手液。 将洗手液抹在镜片上，然后用水将镜片表面多余的洗手液冲洗掉，自然晾干。

涂抹洗洁精。 用洗洁精把护目镜的内壁均匀涂抹，自然晾干。

涂碘伏。 用碘伏溶液涂抹护目镜内壁，注意不要涂抹太厚，以不影响视线（不染色）为宜，涂抹后晾干。

涂肥皂。 用蘸水的手指涂抹肥皂，再用带肥皂水的手指涂抹护目镜镜片，两面都涂，用纸巾轻轻拭去多余水分，可将肥皂水涂层保留在镜片上。

使用手术室腔镜镜头防雾剂。 将喷雾剂喷洒在护目镜上，待干。

（三）医用防护服穿脱

1. 穿医用防护服

穿医用防护服流程如图 7-15 所示。

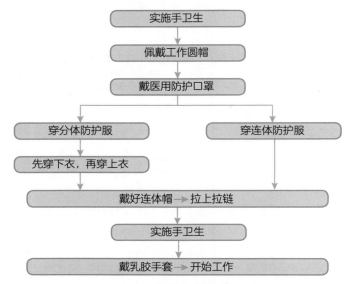

图 7-15　穿医用防护服流程

2. 脱医用防护服

脱医用防护服流程如图 7-16 所示。

3. 注意事项

▪ 防护服只能在规定区域内穿脱，穿前检查有无潮湿、破损，长短是否合适。

▪ 接触多个同类传染病患者时，防护服可连续使用；接触疑似患者时，防护服应每次更换。

▪ 防护服如有潮湿、破损或污染，应立即更换。

▪ 下列情况应穿防护服：

接触甲类或按甲类传染病管理的传染病患者时。

接触可经空气或飞沫传播的传染病的患者，可能受到患者血液、体液、分泌物、排泄物喷溅时。

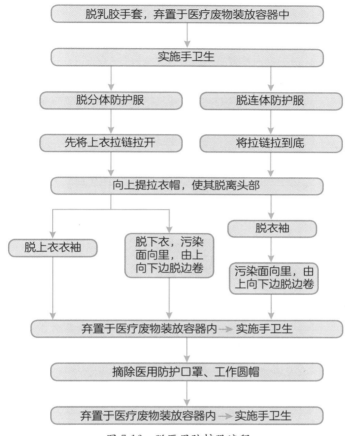

图 7-16　脱医用防护服流程

（四）发热门诊工作人员防护用品穿脱

1. 发热门诊工作人员穿戴防护用品
   发热门诊工作人员穿戴防护用品流程如图 7-17 所示。
2. 发热门诊工作人员脱防护用品
   发热门诊工作人员脱防护用品流程如图 7-18 所示。

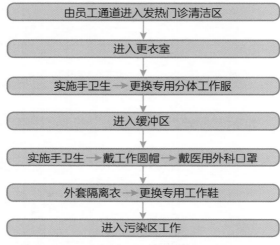

图 7-17　发热门诊工作人员穿戴防护用品流程

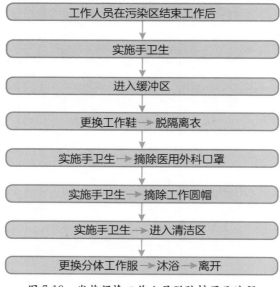

图 7-18　发热门诊工作人员脱防护用品流程

（五）隔离病区工作人员防护用品穿脱

1. 隔离病区工作人员穿戴防护用品

隔离病区工作人员穿戴防护用品流程如图 7-19 所示。

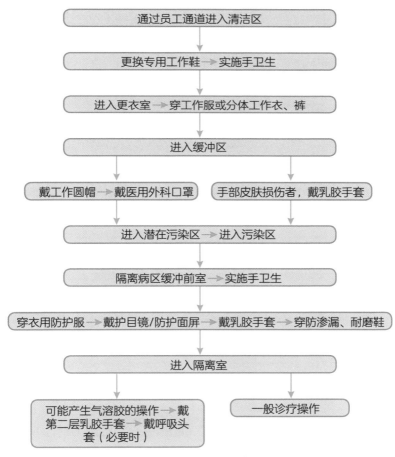

图 7-19　隔离病区工作人员穿戴防护用品流程

2. 隔离病区工作人员脱防护用品

隔离病区工作人员脱防护用品流程如图 7-20 所示。

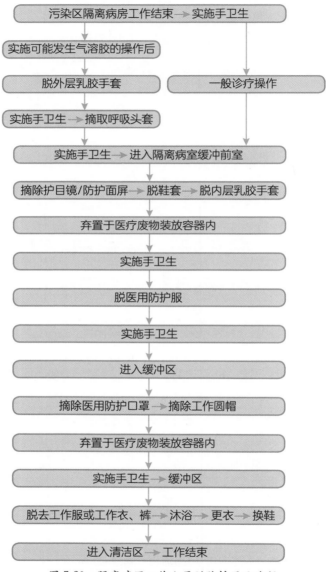

图 7-20 隔离病区工作人员脱防护用品流程

医务人员穿防护用品示意图如图 7-21 所示。

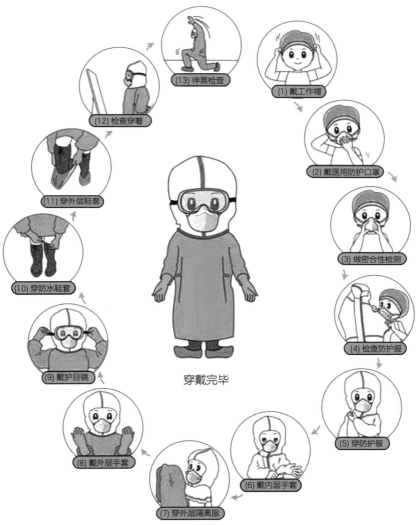

图 7-21　医务人员穿防护用品示意图

医务人员脱防护用品示意图如图 7-22 所示。

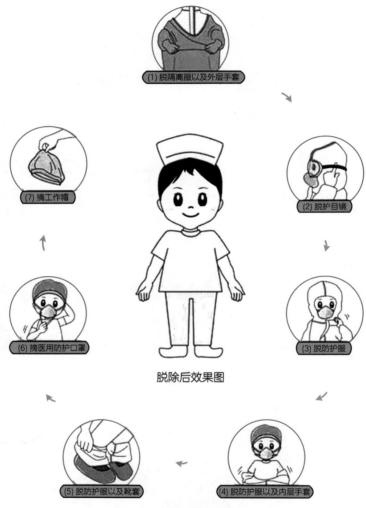

图 7-22　医务人员脱防护用品示意图

（六）防护用品穿脱的注意事项

1. 穿防护用品注意事项

- 防护服只能在规定区域内穿脱，穿前检查有无潮湿、破损，长短是否合适。
- 接触多个同类传染病患者时，防护服可连续使用；接触疑似患者时，防护服应每次更换。
- 防护服如有潮湿、破损或污染，应立即更换。
- 戴手套要检查手套的有效期、完整性等，戴上手套后，将防护服袖口稍拉向手掌部并固定，将手套反折部分紧套于防护服袖口。
- 必要时穿长筒胶鞋或防水的靴套，靴套须套紧。

2. 脱防护用品注意事项

- 脱摘防护用品动作要轻柔，避免产生气溶胶，避免发生暴露。 若 2 人及以上同时脱摘防护用品，更应加强注意。
- 脱摘时注意皮肤不要触及污染面，防止皮肤暴露。
- 脱下的护目镜、长筒胶鞋等非一次性使用的物品应直接放入盛有消毒液的容器内浸泡；其余一次性使用的物品应放入黄色医疗废物收集袋中作为医疗废物集中处置。
- 脱摘防护装备的每一步均应进行手消毒，所有防护装备全部脱完后应再次洗手、进行手消毒。
- 如果防护服外穿有隔离衣，应在污染区至半污染区处先脱外层隔离衣，然后进入半污染区至清洁区处脱防护服。 如只穿有防护服可一次脱完。
- 脱防护服的区域顺序为污染程度自高向低的区域顺序，不要逆向操作。

REFERENCES
参考文献

［1］ 国家卫生健康委员会办公厅，国家中医药管理局办公室.新型冠状病毒感染的肺炎诊疗方案（试行第五版　修正版）［Z］.2020.

［2］ 华西循证护理中心.2019-nCoV 感染肺炎防治：发热门诊管理要点［Z］.2020.

［3］ 朱雪梅，罗杰·乌尔里奇，柏鑫.为病人安危进行设计：解析医院建筑对医源性感染的影响［J］.城市建筑，2013（9）： 22-26.

［4］ 国家卫生健康委员会.关于印发《医疗机构内新型冠状病毒感染预防与控制技术指南》（第一版）的通知［Z］.2020.

［5］ 李舍予，黄文治，廖雪莲，等.新型冠状病毒感染医院内防控的紧急推荐［J/OL］.中国循证医学杂志，2020.

［6］ 国家卫生健康委员会疾病预防控制局.新型冠状病毒感染的肺炎防控方案（第二版）［Z］.2020.

［7］ 靳英辉，蔡林，程真顺，等.新型冠状病毒（2019-nCoV）感染的肺炎诊疗快速建议指南（标准版）［J/OL］.解放军医学杂志，2020.

［8］ 国家卫生健康委员会.新型冠状病毒感染的肺炎病例转运工作方案（试行）［Z］.2020.

［9］ 中国心胸血管麻醉学会围术期感染控制分会专家组.新型冠状病毒肺炎患者围术期感染控制的指导建议［Z］.2020.

［10］ 辽宁省产科疾病质控中心，辽宁省危重孕产妇抢救中心，辽宁省母胎医学中心.辽宁省新型冠状病毒感染流行期间孕产妇管理指导意见［J/OL］.中国实用妇科与产科杂志，2020.

［11］ 尤黎明，吴瑛.内科护理学［M］.6 版.北京：人民卫生出版社，2017.

［12］ 孙丽莉.隔离病房患者心理探讨和护理［J］.中国当代医药，2010，17（31）：106-107.

［13］ 李彦平，吴爱须，张玉荣.患者被隔离期间的心理反应及护理对策［J］.河北医药，2004（7）：594.

［14］ 黄道岚.发热需要隔离观察患者的心理特征和心理护理［J］.河北中医，2004（1）：60.

［15］ 中华护理学会.新型冠状病毒感染的肺炎护理要点［Z］.2020.

［16］ 李小寒,尚少梅.基础护理学［M］.5 版.人民卫生出版社,2015.

［17］ 国务院应对新型冠状病毒感染的肺炎疫情联防联控机制.关于印发不同人群预防新型冠状病毒感染口罩选择与使用技术指引的通知［Z］.2020.

［18］ 安徽省卫生健康委员会医政医管处.安徽省医疗机构内新型冠状病毒感染预防与控制相关流程［Z］.2020.

［19］ 华中科技大学同济医学院附属同济医院.新型冠状病毒感染的肺炎流行期间孕产妇及新生儿管理指导意见（第一版）［Z］.2020.